中医药院校特色通识教育读本

经子导读·天人性情篇

严世芸
朱伟常 主编

中国中医药出版社
·北京·

图书在版编目（CIP）数据

经子医读．天人性情篇 / 严世芸，朱伟常主编．—北京：中国中医药出版社，2019.1

（中医药院校特色通识教育读本）

ISBN 978-7-5132-5171-6

Ⅰ．①经…　Ⅱ．①严…　②朱…　Ⅲ．①中国医药学　Ⅳ．① R2

中国版本图书馆 CIP 数据核字（2018）第 197152 号

中国中医药出版社出版

北京市朝阳区北三环东路 28 号易亨大厦 16 层

邮政编码　100013

传真　010-64405750

三河市同力彩印有限公司印刷

各地新华书店经销

开本 710 × 1000　1/16　印张 19.5　字数 262 千字

2019 年 1 月第 1 版　2019 年 1 月第 1 次印刷

书号　ISBN 978 - 7 - 5132 - 5171 - 6

定价　79.00 元

网址　www.cptcm.com

社 长 热 线　010-64405720

购 书 热 线　010-89535836

维 权 打 假　010-64405753

微信服务号　zgzyycbs

微商城网址　https://kdt.im/LIdUGr

官 方 微 博　http://e.weibo.com/cptcm

天猫旗舰店网址　https://zgzyycbs.tmall.com

如有印装质量问题请与本社出版部联系（010-64405510）

孫子閒讀

俞為科題

《中医药院校特色通识教育读本》编审委员会

《经子医读·天人性情篇》
编 委 会

主　编

严世芸　朱伟常

副主编

周崇仁　陈丽云　张苇航

编　委

（按姓氏笔画排序）

马　杰　王　欢　朱伟常　严世芸
陈丽云　张苇航　周崇仁　尚　力
胡　蓉　姚洁敏

总前言

《中医药院校特色通识教育读本》是由上海中医药大学联合安徽中医药大学发起，以全国中医药高等教育学会教学管理研究会及教育科学研究会为平台，组织相关中医药院校的专家编写。本系列读本首批出版9种，并将陆续推出后续读本。

通识教育（博雅教育）的目的在于造就博学多才、通达共情、眼界开阔、胸襟宽广的人才，属于高层次的文明教育和完备的人性教育。其核心在培养健全的“人”，其实质就是对自由与人文传统的继承。医乃仁术，更是人学。扎实的文化基础、良好的科学素养是培养卓越中医药人才的关键，也是目前院校教育亟待加强的薄弱环节。诸如“夫医者须上知天文，下知地理，中通人事”“博极医源，精勤不倦”“发皇古义，融会新知”“将赡才力，务在博见”等古训所言之意正是如此。因此，有必要从中医药人才职业发展特点出发，以优秀民族文化的独特视角，挖掘中医药文化的内核，帮助学生在成长过程中学会不断反思，唤醒其积极美好的“慧根”，真正静心思考生命的价值，从而最终达到个人发展、人格完善与职业终极目标的有机统一。

本系列读本围绕通识教育特点，以体现中医药院校学科特色为宗旨，立足中医药学科内涵规律及其独特的“审美”维度，在主题选取上既重视传统治学中有价值的瑰宝，又广泛涉及文学、历史、哲学和社会科学、自然科学基础等各个领域，努力做到传统与现代、东方与西方、人文社会学与医学科学等诸多因素的协调融合，从经史子集、古今中医名家的诗词书画著作赏析、人与社会的关系、现代科技发展动态等多维度出发，满足读者获取知识、提高素养的要求。读本在语言风格上力求雅俗共赏、饱含情趣、详于叙事、略于说明，体现“学习尽在其中，情怀尽在其中，故事尽在其中”的写作特色。

令人感动的是，严世芸教授、王键教授等中医教育大家怀着对中医药事业的强烈使命感亲自参与策划，同时，各位作者在繁忙的教学和科研工作之余，仍以一腔热情，组成跨校、跨学科的共同体，潜心投入读本编写之中。首批读本的编写历时两年余，其间召集各类研讨活动二十余次，其编写过程本身就创造了一次次沉淀学术、积极思辨、凝练共识的机会。在此，对各位前辈和同道致以崇高的敬意。

期待通过读本写作这一纽带，引发大家对中医药教育和医学事业的深度思考，尤其希望获得各位读者的学习心得和智慧贡献，教学相长，共同进步。

全国中医药高等教育学会常务理事、教学管理研究会理事长 **胡鸿毅**
上海中医药大学副校长

2018 年 9 月

序 言

在世界上，中国、印度、希腊、罗马、埃及等均曾以文明古国著称，然而经过历史长河汹涌浪涛的无情冲击，其思想文化能不断传承发展，至今犹深刻影响着社会文明各个领域者，则唯我中国。这一重要的历史现象，值得中华民族自豪，也足以引起深思。

“国学”是我国传统的学术文化，也是中华民族精神文明的不朽支柱。但在近现代，由于众所周知的原因，被尊为“国学”的中华优秀文化遗产曾几度遭受打击摧残，所幸这段经历只如浮云蔽日。当处于迷乱困惑中的人们日渐觉醒，恢复理智，意识到“数典忘祖”“践踏文化”的愚昧无知之后，“国学热”和“文化热”再度掀起。这种蛰伏的热情的喷发，反映了国人对伟大民族文化复兴的殷切期望和呼唤，也是伟大的中华文明长盛不衰的希望所在。

先秦、汉代的“经子”典籍，是国学的基石，早在西汉戴圣《礼记·经解》中已将《诗》《书》《乐》《易》《礼》和《春秋》首称为“经”。之后，汉儒又将先秦诸子书中的儒家著述也尊为“经”。至于“子”书，实产生于春秋战国时代诸子百家，西汉的子书大多祖述先秦，所谓“专家之学兴而子书起”。

对于经子的研究，历来学者从事已久，见持不一：或作为一种专门学问而治之，或将其作为文学作品而读之，或作为国故而整理之，或以一己之术偏攫其义而言之。

近三十余年来，从历史经验和对国学深入研究中，文人学者皆深切认识到群经诸子是我国各种学术文化的思想源泉。前贤先哲的聪明睿智，启迪了后世学者智士的诸多创新和发扬，从而推动了中华文明的不断发展；对于国学概念的认识，已一改以往那样古典和笼统。国学的研究，也不唯重儒家，而是融合了儒、释、道等各个方面，同时有了文、史、哲等诸种分科。这种可喜的局面，反映了国学研究已经迈入新的拓展时期。

先秦、汉代经子著作的医学研究，即是对经子著作中有关医学方面的论述进行解读，以及从医学的角度去审视和理解经子著作中的其他有关论述，乃是传承传统文化和研究中医学术的一个十分重要的课题。

事实上经子学术思想与中医学术思想原本产生于同一时空。在古书中，传统文化思想对于医学的启示和融合，其证据在在可见；反之，医学对于文化思想的影响也不容忽视。甚至古人曾将医家治身与政治家的治国相提并论。《吕氏春秋》曰“夫治身与治国，一理之术也”，乃一言以蔽之。

《庄子》曾说:“夫水之积也不厚，则其负大舟也无力。”中医学术之所以如此博大精深而特色鲜明，其原因正在于能以传统的优秀文化为载体，并在古人“与时俱进”“弘之惟新”的精神激励下得以不断地向前发展。

古代中医学的煌煌巨著《黄帝内经》被历代医家奉为经典，此书的成书过程与先秦、前汉的诸子实在同一时代。因而历代以治《内经》之学著称的学者，如隋唐的杨上善、王冰，乃至明代的张介宾等，都曾通过这些经子著作，以求索其哲学思想与医学的关系。历代的著名医学家，如刘完素、张子和、李东垣、朱震亨等，也多由经子哲学思想的启悟而获得“灵感”，开创新说。

在以前，有不少学者曾援引经子著作的某些内容，阐释医学问题，所惜大都摘取片言只语，未能将群经诸子之书进行比较全面、系统的抉剔梳理和深入研究。有鉴于此，我们不揆浅陋，试著本书。

《经子医读》为始创之作。本书的编写，旨在汇集融合经子、医学百家的精华于一书，取材远及周秦，下至汉晋，遴选原文进行解读。其丰富的内容，不仅为研究中医学术的发生、发展提供了翔实和重要的文献依据，而且能在很大程度上拓展我们的视野，以利于提高广大中医工作者的传统文化和思想道德修养。

然而由于古书年代邈远，古人思想深邃；历来学者见仁见智，所识有殊。且复自知才学不逮，水平有限，编写中的不足和错误之处难免，故祈读者批评，更企同道专家指教，是为幸甚。

2018年5月30日

目 录

天人篇

性情篇

天人篇

一、《易经》与医学

《易经》是中国文化宝库中最古老的典籍之一，历代学者称其为“群经之首”。

自从孔子“治《诗》《书》《礼》《乐》《易》《春秋》六经”(《庄子·天运》)之后，就出现了《易》学。

在中国文化史上，由秦、汉迄今，学者研究《易经》见仁见智，各抒所见。在清代《四库全书》十三经历代疏注中，《易》四百七十六部，其数远超春秋百家之言。乾隆、嘉庆以后，有关的著述尤多。

综观《易》学的发展，自秦、汉以来，大致有以象、数研究为主的“汉易”和以儒理为说的儒家《易》学派。

《易·系辞》曰:“《易》之为书也，广大悉备。”《易》理邃密难穷。历来《易》学研究，涉及的方面甚多，包括占卜、灾祥、谶纬、老庄、儒理、史事、丹道、堪舆、星象等，当然也有关医学。《礼记·经解》早就说过“絜静精微而不贼，则深于《易》者也”，指出了研究《易经》的正确方向。

《易经》本为上古卜筮之书，后经周文王整理注述，将其思想范围拓展到“天人之际”的学术领域，复经孔子研究传述，遂成为诸子百家学术思想的源泉。因而，如欲研究中国文化而不从《易经》探本，显然是“数典忘祖”；若研究中医学而不从《易经》寻源，更无异于“缘木求鱼”。往昔医学家早已明白此理，唐代孙思邈故云:“不知《易》不足以为大医。”明·张介宾更有《医易》之著，以为“医易相通，理无二致”。

事实确然如此。通过研究，我们发现《易经》与传统中医学的关系之密切难分，似乎出人意表。举其大概而言：首先，《易经》的天地人“三才”观念，决定了中医学“天地人”医学模式。《盐铁论》云：“《易》明于阴阳。”《易经》的阴阳变易之理，则是中医阴阳学说的先导。又如“精气为物，游魂为变”的观点，乃属于精、气、神生命观内容。《易经》所说“形而上者谓之道，形而下者谓之器”，启发了《素问》关于生、长、化、收、藏的“生化”理论。至于“安而不忘危，存而不忘亡”的思想，关系到中医学所反复强调的“上工治未病”。“日新”和“与时偕行”，以及化裁变通的观念，始终激励着医家的创新精神，促进了中医学术的发展。

《易经》“远取诸物，近取诸身”，比物立象，因象得理。其认识和思维推理方式，对中医学术理论的确立有重要影响。在《易》六十四卦中，如乾、坤、坎、离、否、泰、既济、未济……与中医学的许多具体学术内容密切相关。凡此等之，更仆难数。

明·张介宾《类经附翼·医易》说：“《易》者，易也，具阴阳动静之妙；医者，意也，和阴阳消长之机。虽阴阳已备于《内经》，而变化莫大于《周易》。故天人一理也，一此阴阳也。岂非医《易》相通，理无二致！”

总之，医学家以《易》启医，以医证《易》，不仅促进了中医学术的发展，而且对于《易》学研究也不无小补。

【原文】

古者包牺氏[1]之王天下也，仰则观象于天，俯则观法于地，观鸟兽之文与地之宜，近取诸身，远取诸物，于是始作八卦[2]，以通神明[3]之德[4]，以类万物之情。

（《易·系辞下》）

【注释】

［1］包牺氏：包，通“庖”。包牺氏，即庖牺氏，亦即伏羲氏。伏羲氏，一作宓羲、包牺、庖牺、伏戏，亦称牺皇、皇羲，传说中人类的始祖，由他和女娲氏兄妹相婚而产生人类。又传他教民结网，从事渔猎畜牧，反映中国原始渔猎时代的情况。传说“八卦”由他创作。一说伏羲即太皞。太皞，亦作太昊，中国古代东夷族首领，风姓，居于陈。传曾以龙为官名。春秋时期，济水流域的任、宿、须句、颛臾等国即其后代。

［2］八卦:《周易》中的八种基本图形。用“—”代表阳，“--”代表阴，称阳爻、阴爻。每卦由三爻组成。八卦的名称是乾（☰）、坤（☷）、震（☳）、巽（☴）、坎（☵）、离（☲）、艮（☶）、兑（☱）。《易经》中的六十四卦，是由八卦两卦相重为六爻而组成的。八卦起源于占卜。《易传》认为八卦主要象征天、地、雷、风、水、火、山、泽八种自然现象，每卦又象征多种事物。乾、坤两卦在八卦中占最重要地位，是自然界和人类社会一切现象的最初根源。

［3］神明：无所不知，如神之明。

［4］德：事物的属性。

【解读】

包牺氏上观天象、下察地理，近取自身、远取万物，所谓“观物取象”，而创作八卦。又藉八卦之理以归纳、演绎，从而推测万事万物的发生、发展及其变化。

其“观象于天”“观法于地”，又复“近取诸身”，实际上即包括了天、地、人“三才之道”。《周易·系辞下》又曰:“《易》之为书也，广大悉备，有天道焉，有人道焉，有地道焉。兼三才而两之，故六。六者非他也，三才之道也。道有变动，故曰爻。爻有等，故曰物。物相杂，故曰文。文不当，故吉凶生焉。”这段文字，与上者结合，则能更全面地理解八卦的发明及其道理和作用，包括其内涵和外延。

【原文】

《易》之为书也，广大悉备。

有天道[1]焉，有人道[2]焉，有地道[3]焉。兼三才[4]而两之，故六。六者非他也，三才之道也。

道有变动，故曰爻[5]。

（《周易·系辞下》）

【注释】

［1］天道：道，原指道路。天道，最初包含有日月星辰等天体运行过程和用以推测吉凶祸福的两个方面。《书·汤诰》："天道福善淫祸，降灾于夏。"《国语·周语下》："吾非瞽史（掌吉凶、礼事的官），焉知天道？"又《左传·昭公十八年》："天道远，人道迩，非所及也。"后老子首先强调"人法地，地法天，天法道，道法自然"（《老子·二十五章》）。庄子进一步发展了天道无为而自然的思想。汉·王充《论衡·谴告》也说："夫天道者，自然也，无为"，以天道指自然之道。

［2］人道：指人事、人伦。《易·谦》："天道亏盈而益谦，地道变盈而流谦……人道恶盈而好谦。"清·戴震指出："人道，人伦日用身之所行者皆是也。"（《孟子字义疏证·道》）

［3］地道：指人类生活在其中的自然地理环境情况及其发展变化规律。

［4］三才：指天、地、人三者。才，亦作"材"，互通，有材质、本质义。

［5］爻：组成《周易》中卦的基本符号。有"—"和"--"两种。"—"是阳爻，爻题中用"九"表示；"--"是阴爻，爻题中以"六"表示。每卦都由阳爻和（或）阴爻组成。《易·系辞上》："爻者，言乎变者也。"又《系辞下》："爻也者，效天下之动者也。"以阴阳爻的变动象征天下事物的变化。

【解读】

《周易》，由原来的卜筮之书，发展到“天人之际”的学术领域，而为中华文化思想之源。后此而有诸种文化，中医药学亦为其流。此即“广大悉备”之意。天、地、人，古称“三才”。三者关系密切，各具阴阳,《周易》备言其运动变化之情，称“三才之道”。汉·董仲舒《春秋繁露·立元神》指出:“何谓本？曰天、地、人，万物之本也。”中医学渐成于先秦、汉初，是在《周易》“三才”思想影响下形成的。

《黄帝内经》曰:“天地之大纪，人神之通应也。”(《素问·至真要大论》) 故强调必须“上知天文，下知地理，中知人事”(《素问·著至教论》)，认为唯有这样，方“可以长久，以教众庶，亦不疑殆。医道论篇，可传后世，可以为宝”(同上)。

正如其说,《黄帝内经》一书，始终正确地指导着中医的理论研究、临床和实践，虽然历经千百年，却犹显其旺盛的生命力，甚至在现代医学昌明的今天，还能越来越受到世界医学界有识之士的重视。

在《周易》“三才”思想的影响下形成的中医学，是高瞻远瞩，宏观地研究天、地、人全面关系的医学，是一种充满哲学思想的医学。因而，孙思邈认为:“不知《易》，不足以为大医。”张介宾说:“医《易》相通，理无二致。”

【参阅】

《素问·气交变大论》:“《上经》曰：夫道者，上知天文，下知地理，中知人事，可以长久，此之谓也。帝曰：何谓也？岐伯曰：本气位也，位天者天文也，位地者地理也，通于人气变化者，人事也。”

东汉·王符《潜夫论·本训》:“上古之世，太素之时，元气窈冥，未有形兆,万精合并，混而为一，莫制莫御，翻然自化，浊清分别，变成阴阳。阴阳有体，实生两仪。天地壹郁，万类化生，和气生人，以统理之。是故天本诸阳，地本诸阴，人本中和，三才异务，相待而成，各循其道，和气乃臻，机衡乃平。”

【原文】

昔者圣人之作《易》也，将以顺性命之理。是以立天之道，曰阴与阳；立地之道，曰柔与刚；立人之道，曰仁与义。兼三才而两之，故《易》六画而成卦。分阴分阳，迭用柔刚，故《易》六位而成章[1]。

（《周易·说卦》）

【注释】

［1］章：条理。

【解读】

《周易·说卦》的上述文字，首先说明古人作《易》的目的，然后说明《易》卦的构成情况。

天、地、人三者，古人合称“三才”。人寄性命于天、地、人世。天有阴阳之道，地有刚柔之理，人有仁义之事，必须顺应客观的规律，即天道、地道和人道。《周易·说卦》认为，古人作《易》目的就在于总结人们不违反天地人的规律，即“将顺性命之理”。以医道而言，《灵枢·逆顺肥瘦》云：“圣人之为道者，上合于天，下合于地，中合于人事……”《素问·气交变大论》云：“《上经》曰：夫道者，上知天文，下知地理，中知人事，可以长久。”无不合乎“三才”之义。

所谓“六画而成卦”“分阴分阳，迭用柔刚”，以及“六位而成章”，是说明“卦”由六爻组成，而爻分阴（--）、阳（—），因其变化的情况而构成调理。

古代医学家据《易经》及古天文学的论说阐发医理，《素问·天元纪大论》载《太始天元册》文曰：“太虚寥廓，肇基化元。万物资始，五运终天，布气真灵，揔统坤元。九星悬朗，七曜周旋，曰阴曰阳，曰柔曰刚。”唐·王冰注云：“阴阳，天道也；柔刚，地道也。天以阳生阴长，地以柔化刚成也。《易》曰：立天之道，曰阴曰阳；立地之道，曰柔曰刚。此之谓也。”

【原文】

是故阖户谓之坤，辟户谓之乾，一阖一辟谓之变，往来不穷谓之通。见乃谓之象，形乃谓之器，制而用之谓之法，利用出入，民咸用之谓之神。

是故《易》有太极[1]，是生两仪[2]，两仪生四象[3]，四象生八卦，八卦定吉凶，吉凶生大业。

是故法象莫大乎天地，变通莫大乎四时，悬象莫大乎明……

（《周易·系辞上》）

【注释】

[1] 太极：在此指发生万物的本源。

[2] 两仪：天地或阴阳。孔颖达疏曰："不言天地而言两仪者，指其物体；下与四象相对，故曰两仪，谓两体容仪也。"

[3] 四象：其说不一，或指春、夏、秋、冬，或指水、火、木、金布于四方，或指太阴、太阳、少阴、少阳。

【解读】

《周易·系辞》的上述文字，是讲《易》的乾坤阖辟变通，有象可见，有形谓器，有用法可推广。具体来说，为太极生两仪，两仪生四象，四象生八卦，再由八卦的爻变而定吉凶。

所谓的法象天地，变通四时，悬象日月，古人将其落实于生活多方面，而且还支配着其思想和学术。在医学方面同样如此，《素问·上古天真论》说："有贤人者，法则天地，象似日月，辨列星辰，逆从阴阳，分别四时。将从上古合同于道，亦可使益寿而有极时。"于此足见，《周易》的哲学思想对中医学思想的影响是根本性的。

【原文】

八卦成列，象在其中矣……象也者，像此者也。爻象[1]动于内，吉凶见乎外……是故《易》者象也，象也者像也。

（《周易·系辞下》）

【注释】

［1］爻象：爻，《周易》中组成卦的符号称“爻”。“—”为阳爻，“--”为阴爻，含交叉变化的意思。《易》以六爻相交成象。爻象即卦所表示的形象。

【解读】

《周易》八卦，各立其象。如乾卦《象》曰：“天行健，君子以自强不息。”坤卦《象》曰：“地势坤，君子以厚德载物。”乾卦，象天、象人；坤卦，象地，象人。

在每一卦中的各爻，又各有其象。

爻象，动于内而见于外，以知其吉凶，即可据外在的形象以推知事物的内部变化。

古代医学家原于《易》理，据人体的外象而研究脏腑的生理病理变化，而有“藏象”学说。

《素问·五脏生成》说：“五脏之象，可以类推；五脏相音，可以意识；五色微诊，可以目察。能合脉色，可以万全。”以之作为诊断的重要依据。

唐王冰认为：“象，谓所见于外，可阅者也。”

明·张介宾《类经》说：“象，形象也。藏居于内而形见于外，故曰‘藏象’。”

又元代医学家朱震亨论人身“相火”的动静，认为相火之动得其正，则有助于生生不息，失其常而妄动，则为“元气之贼”，故说“吉凶悔吝，皆生于动”（《格致余论·房中补益论》）。其说实也本诸《周易》“爻象动于内，吉凶见乎外”的哲学思想。

【参阅】

《淮南子·俶真训》：“夫有病于内者必有色于外矣。”

【原文】

《易》之为书也，原始要终，以为质[1]也。

（《周易·系辞下》）

【注释】

[1] 质：评断，评量。

【解读】

原始要终，唐孔颖达疏："原穷其事之初始……又要会其事之约束"。亦作"原始反终"。《周易·系辞上》："原始反终，故知死生之说。"

原始要终，意为探究事物的起源和结果。其对于我国各种学术思想的发展有重要影响，而医学也不例外。

【原文】

仰以观于天文，俯以察以地理，是故知幽冥[1]之故。原始反终[2]，故知死生之说。精气为物，游魂为变，是故知鬼神之情状。

（《周易·系辞上》）

【注释】

[1] 幽冥：黑暗与光明。

[2] 原始反终：亦作"原始要终"。探究事物的起源和结果。《易·系辞下》："易之为书也，原始要终，以为质也。"孔颖达疏："原穷其事之初始……又要会其事之终末。"

【解读】

"幽冥""生死"与"鬼神"，是难知难状的。《周易·系辞》告诉我们，先人通过仰观天文，俯察地理，而懂得了昼夜明暗的原因；通过探究生命的起源和结果，而懂得生死的道理，又通过物质精气的聚散变化，而知道所谓的"鬼神"的实质。

孔子在《论语》中曾谈到死生的问题："未知生，焉知死？"（《先进》）《庄子》也说："死生一大疑。"对生死仍为疑问。

《周易》“精气为物，游魂为变”实早已阐论了生死存亡的问题。由于精气的聚会而为生命，又因精气的散亡而成为所谓“游魂”，这也就是一般所说的“鬼神”的实质情状。

联系到医学方面，《素问·六微旨大论》曾说：“夫物之生从于化，物之极由乎变。”更进一步使人懂得人由精气化生，到了终极而发生变化（物化）。这一生、长、壮、老、已的生命自然过程，也就是《庄子·刻意》说的：“生也天行，其死也物化。”

【参阅】

《礼记·祭义》“宰我问鬼神之名”节，郑玄注：“耳目之聪明为魄。”孔颖达《正义》：“精灵为魂，形体为魄。”

《左传》昭公七年“郑人相惊以伯有”节，孔颖达《正义》：“形之灵者，名之曰魄……气之神者，名之曰魂……耳目心识，手足运动，啼呼为声，此则魄之灵也……精神、性识，渐有所知，此则附气之神也。”

【原文】

精气为物，游魂为变……故神无方[1]而易无体[2]。

（《周易·系辞上》）

【注释】

[1] 无方：无常。谓无固定的方式、处所或范围。

[2] 易无体：谓变易无常体。

【解读】

古人想象，人的精神依附于形体而存在，这种精神称为“魂”。从《周易·系辞》所说的这段话可以理解，精气是构成人体的物质基础，而所谓的游散之“魂”，乃是精气活动的功能变化而已。

《周易·系辞上》《素问》都说“阴阳不测谓之神”，俱与《周易》“神无方而易无体”意思相同。

吕思勉《经子解题·论读子之法》说：“构成万有之原质，循一定之律，而凝集紧密焉，则成人之所觉之物，是曰‘精气为物’。循一定之律而分离游散焉，则更变化而成为他物，是曰‘游魂为变’而已矣。此其在人，则为生死。然非独人也，一切物之成毁，莫不如是，即天、地亦然，故古人论天地开辟，亦以气之聚散言之。”

【参阅】

《周易·系辞上》：“阴阳不测谓之神”。韩康伯注：“神也者，变化之妙极万物而为言，不可以形诘者也。”

《左传·昭公七年》：“人生始化曰魄，既生魄，阳曰魂。用物精多则魂魄强。”孔颖达疏：“魂魄，神灵之名，本从形气而有。形气既殊，魂魄各异。附形之灵为魄，附气之神为魂也。附形之灵者，谓初生之时，耳目心识、手足运动、啼呼为声，此则魂魄之灵也；附气之神者，谓精神性识，渐有所知，此则附气之神也。”

又《昭公二十五年》：“心之精爽，是谓魂魄。”

【原文】

《易》无思也，无为也。寂然不动，感而遂通天下之故[1]。

（《周易·系辞上》）

【注释】

[1] 故：指事物原故。

【解读】

《易·系辞》这段话，指出《易》没有主观的思想和作为。研究《易》，必须心身绝对安静，一旦感悟，就能通天下万物之理。

后人提取了其中“寂然不动，感而遂通”八字，视为《易经》的至理名言。又将“感而遂通”省称“感通”。至今，“感通”已成了一个固定的语词。

《系辞》所说的“寂然不动，感而遂通”，其思想影响是十分深远的。

《宋书·天竺迦毗黎国传》记载:“宋世名僧道生，首立顿悟义。”我国佛教禅宗的南宗主张“顿悟”说，认为人人自心本有佛性，悟即一切悟，当下明心见性，便可“见性成佛”。佛家论顿悟，多引用《易经》“寂然不动，感而遂通”之说，这实是古印度佛学在中国本土化的一例，也是两种文化思想的融合。

旧时唯心论者以为，诚心能与外物甚至与神、灵相感通。如《北史·孝行传序》说:“诚达泉鱼，感通鸟兽”；韩愈《谒衡岳庙》诗云:“潜心默祷若有应，岂非正直能通感?”前者谓孝行能与鱼鸟感通，后者以为正直之心能感通神灵，两者都用了“感通”一词。

事实上,《易·系辞》所说的“寂然不动，感而遂通”，对于学术研究也饶有深意。治学者往往冥思苦索而不得其解，但当思想寂然安静之后，无意中会忽然开悟，这就是达到了所谓“顿悟”的境界。对于探索历史久远、博大精深的中国传统医学而言，尤须如此。

【原文】

“夫易，圣人之所以极深而研几[1]也。唯深也，故能通天下之志；唯几也，故能成天下之务。”

(《周易·系辞上》)

子曰:“知几者其神乎?……几者，动之微也，吉之先见者也。君子见几而作，不俟[2]终日。”

(《周易·系辞下》)

【注释】

[1] 几：通“机”。极细微的动态迹象。

[2] 俟：等待。

【解读】

《周易·系辞》告诉读者,《易》就是圣人极其精深地研究细微动态迹象。所谓“研几”和“知几”，即研究并知道“动之微”。当掌握了

"动之微"，就必须迅速作为，不失时机。

南怀瑾先生的《易经系传别讲》曾通俗地解说"研几"，说："研究那个要动的'几'，好像我们两只手举起来要拍掌，是要拍？还是不要拍？在还没有拍以前，两只手将动未动那一刹那间就是'几'……'几'的动很难捉摸。'几'这一门学问能深知宇宙万物的根本，所谓'极深而研几也'……'唯几也'，最高的那几个'几'，将动的'几'，你也能把握了，故能成天下之务。"

中医学也强调"几"的重要性。唐·孙思邈指出良医必须"胆欲大而心欲小，智欲圆而行欲方，见机而作，不俟终日，智之圆也。"（《旧唐书·孙思邈传》）直接将《易》所说的"见机而作，不俟终日"作为医生的座右铭。

事实上，在《黄帝内经·素问》和《灵枢》中，早已再三论述了"知机（几）"的问题。如《素问·离合真邪论》论针刺之道说："不可挂以发者，待邪之至时而发针泻矣。若先若后者，气血已尽，其病不可下，故曰知其可取如发机，不知其取如扣椎，故曰知机道者不可挂以发，不知机者扣之不发，此之谓也。"其后，王冰注"机者动之微，贵言知其微也"，引用了《易·系辞》原文为注说。

同时，在《素问·宝命全形论》中又说："凡刺之真，必先治神……至其当发，间不容瞚……伏如横弩，起如发机。"实即《易》所谓"见机而作，不俟终日。"

在临床上，医生必须及时掌握患者疾病的病机变化，从而当机立断地做出正确治疗决策。凡此，无不要以"极深而研几"为主导思想。

【参阅】

《灵枢·九针十二原》："刺之微，在速迟，粗守关，上守机。机之动，不离其空，空中之机，清静而微，其来不可逢，其往不可追。知机之道者，不可挂以发，不知机道，叩之不发。知其往来，要与之期，粗之暗乎，妙哉工独有之。"

【原文】

一阴一阳之谓道……仁者见之谓之仁，知者见之谓之知，百姓日用而不知。

（《周易·系辞上》）

【解读】

《周易·系辞》所说的“一阴一阳谓之道”，亦即同书《说卦》所谓“立天之道，曰阴与阳”。阴阳及其变化之道，无处不有，普遍于日用之中，然而百姓多不察不知，但仁者见仁，知者见知，各有认识。

古代阴阳家的著作多已亡佚，惟在医学典籍《黄帝内经》中论述最详。医学家认为阴阳之道亦在于人身，故多援阴阳之说以明医论，这在《黄帝内经》中比比皆是。《素问·阴阳应象大论》说：“阴阳者，天地之道也，万物之纲纪，变化之父母，生杀之本始，神明之府也，治病必求于本。”其所谓“天地之道”，即所谓“一阴一阳之谓道”。

《素问·生气通天论》还说：“凡阴阳之要，阳密乃固，两者不和，若春无秋，若冬无夏，因而和之，是谓圣度。故阳强不能密，阴气乃绝，阴平阳秘，精神乃治。阴阳离决，精气乃绝。”王冰认为这是论阴阳“二气分离”，违反了“一阴一阳”之道。

此后，医家由“一阴一阳之谓道”悟出“偏阴偏阳谓之疾”，认为许多疾病乃阴阳不和而引起。

张介宾指出，“阴阳相感而能成形”，“阴阳合，而后胎孕成”，皆所谓“一阴一阳之谓道”。

【参阅】

金刘完素《素问病机气宜保命集·阴阳论》：“《左传》曰：违天不祥。《系辞》云：一阴一阳之谓道。《老子》曰：万物负阴而抱阳。故偏阴偏阳谓之疾。”

明·张介宾《类经·藏象类》：“有子之道，必阴阳合而后胎孕成……所以万物之生，未有不因阴阳相感而能成其形者，此一阴一阳之谓道也。”

张介宾《类经附翼·求正录·大宝论》:“阴阳二气，最不宜偏。不偏则气和而生物，偏则气乖而杀物。《经》曰：阴平阳秘，精神乃治；阴阳离决，精气乃绝。此先王悯生民之夭厄，因创明医道，以垂惠万世者也。在教人以察阴阳，伴生气而已也。”

【原文】

乾[1]以易知，坤[2]以简能；易则易知，简则易从。

易知则有亲，易从则有功。有亲则可久，有功则可大……易简而天下之理得矣。

(《周易·系辞上》)

【注释】

[1] 乾：八卦之一，卦形☰，三爻皆阳；又六十四卦之一，乾上乾下。象征阳性、刚健。《易·说卦》:“乾，健也。”又“乾为天，为圜，为君，为父。”《系辞》:“乾道成男。”

[2] 坤：八卦之一，卦形☷，三爻皆阴；又六十四卦之一，坤上坤下。象征阴性、地。《系辞》:“坤道成女。”

【解读】

“乾以易知，坤以简能”，其意谓天地间事物无尽，而总统于乾坤，由此而天下之理在乎其中。使天地的法则易而又简，则易知易从，可久可大。

《易·系辞》“易则易知，简则易从”，是孔子所提出的一种人文思想。作为一种思想认识方法，其对后人立言著述颇有影响。尤其在中医学方面，显得更为切近。

《素问·天元纪大论》记载黄帝对鬼臾区说的话：“愿夫子推而次之，令有条理，简而不匮，久而不绝，易而难忘，为之纲纪。”其中“简”“易”和“久”并为“纲纪”的说法，显然与《系辞》吻合。

晋、唐之时医家著述医方，多以“易简”为原则。如晋·葛洪《肘后方》自序称：“使种类殊分，缓急易简。”唐·孙思邈《备急千金要方》说：“博采辟径，删裁繁重，多在简易。”其《千金翼方》论养性禁忌，甚至还直接引用了《系辞》“易则易知，简则易从”之语。后至宋代，更有不少医方书直接用“易简”作为书名。著名的有王硕《易简方》、无名氏《校正注解易简方论》、孙志宁《增修易简方论》、卢祖常《续易简方论》、施发《续易简方论》以及徐若虚的《易简归一》等。以上方书的内容及其功过得失姑且勿论，但就其同以“易简”为名而言，确实是一个令人注目的现象。

于此可见，诸多作者著书，考虑到的是《系辞》所说的“易知”“易从”“有亲”“有功”“可久”“可大”，也就是说考虑到人们对所写方书的接近程度、实用性和流传推广性。

【参阅】

慎到《慎子》逸文：“利莫长于简。”（见《韩非子》）

东晋·张湛《养生要集》：“不违情性之欢，而俯仰可从；不弃耳目之好，而顾眄可行，使旨约而瞻广，业少而功多，所谓‘易则易知，简则易从’。故其大要，一曰啬神，二曰养形，三曰爱气，四曰导引，五曰言论，六曰饮食，七曰房室，八曰反俗，九曰医药，十曰禁忌。过此以往，未之或知也。”（见《备急千金要方·养性禁忌》）

【原文】

化而裁之存乎变，推而行之存乎通，神而明之，存乎其人。

（《周易·系辞上》）

【解读】

“变通”之说出于《周易·系辞》。据其所说，可知所谓“变通”，其实质乃在于能“化而裁之”“推而行之”。若不能化裁则无所谓“变”，不可推行即难以“通”。至于如何变通，则又在于人们根据各种具体情况而灵活掌握了，即所谓“神而明之存乎其人”。

自古迄今，医家所制的医方成千上万。但如欲“推而行之”，适用于临床，则必须“化而裁之”。其关键在于运用者能“神而明之”。

【原文】

易穷则变，变则通，通则久。

（《周易·系辞下》）

【解读】

《系辞》论“变通”又认为，凡事物发展到穷尽时则有所变，有变则能通，唯有变通才能继续发展，使之持久，故常言“穷则思变”。“变则通”有其普遍的意义。对于医学而言同样如此，如作为医生胶柱鼓瑟不知变通，则必然难以应付诸多病变。古人云“病万变而药亦万变”，正说明了医者变通的重要性。

【原文】

阴阳不测之谓神。

（《周易·系辞上》）

【解读】

古时所说的“神”，有多种含义。

《系辞》在此解说“神”为“阴阳不测”，实指事物的变化无穷。韩康伯注:“神也者，变化之妙，极万物而为言，不可以形诘者也。”

《素问·天元纪大论》运用《系辞》的话，以论事物的死生变化，曰:“夫五运阴阳者，天地之道也，万物之纲纪，变化之父母，生杀之本始，神明之府也，可不通乎？故物生谓之化，物极谓之变，阴阳不测谓之神，神用无方谓之圣。”

张介宾说“医《易》相通，理无二致”，于此可见。

【原文】

天地之大德[1]曰生。

（《周易·系辞下》）

【注释】

［1］德：恩惠。《书·盘庚上》："施实德于民。"

【解读】

《易·系辞》云："天地之大德曰生。"是将生命和万物的产生视为天地的大恩惠，即大自然的恩施。

古医家认为，"神"的产生由乎"气"，所谓"气生神"，但也本乎天生之德。《灵枢·本神》说："黄帝问于岐伯曰：……何谓德？气生神魂魄心意志思智虑。请问其故。岐伯答曰：天之在我者德也，地之在我者气也。德流气薄而生者也。"

由此可见，《本神》将"生"落实到"气"，将哲学概念联系到物质方面，使人更能理解。

《类经附翼·求正录》："《系辞》曰：天地之大德曰生。此切重注生之本也。"

【参阅】

《类经·藏象类》："人禀天地之气以生。天地者，阴阳之道也，自太极而生两仪，则清阳为天，浊阴为地；自两仪而生万物，则清阳为天，浊阴为地；自两仪而生万物，则乾知大始，坤作成物，故《易》曰：天地之大德曰生。《宝命全形论》曰：人生于地，悬命于天。然则阳先阴后，阳施阴受，肇生之德本乎天，成形之气本乎地，故天之在我者德也，地之在我者气也，德流气薄而生者，言理赋形全，而生成之道斯备矣。"

【原文】

天地絪缊[1]，万物化醇[2]；男女构精，万物化生[3]。

（《周易·系辞下》）

【注释】

［1］絪缊：同氤氲。形容自然而然，阴阳气冲和，温和滋润，充满生理生机的时空环境状态。

［2］化醇：化而纯一不杂。

［3］化生：变化孳生。

【解读】

《易·系辞》从哲学观点论述了宇宙间生命的化生，同时，也论及人类生命的繁衍。其观点极其精辟。

医、《易》之理相通。《素问·天元纪大论》引《太始天元册》文曰："太虚寥廓，肇基化元，万物资始……生生化化，品物咸章。"唐代王冰注："《易》曰：天地絪缊，万物化醇，斯之谓欤。"

王氏又注《素问·上古天真论》云："任脉、冲脉，皆奇经脉也。肾气全盛，冲、任流通，经血渐盈，二者相资，故能有子。"又说："男女有阴阳之质不同，天癸则精血之形亦异。阴静海满而去血，阳动应和而泄精。二者通和，故能有子。《易·系辞》曰：男女构精，万物化生。此之谓也。"

张介宾对此问题也有论述，如《类经·藏象类》说："阴阳二气，各有其精。所谓精者，天之一，地之六也。天以一生水，地以六成之，而为五行之最先。故万物初生，其来皆水。如果核未实，犹水也；胎卵未成，犹水也。即凡人之有生，以及昆虫草木，无不皆然。《易》曰：男女构精，万物化生。此之谓也。"

【参阅】

《灵枢·决气》："两神相搏，合而成形，常先身生，是谓精。"

《灵枢·本神》："故生之来谓之精，两精相搏谓之神。"

《素问·上古天真论》："女子七岁，肾气盛，齿更发长。二七而天癸至，任脉通，太冲脉盛，月事以时下，故有子。""丈夫八岁，肾气实，发长齿更。二八肾气盛，天癸至，精气溢泄，阴阳和，故能有子。"

【原文】

乾，元、亨、利、贞。

《文言》曰：元者，善之长也；亨者，嘉之会也；利者，义之和也；贞者，事之干也。君子体仁[1]足以长人[2]，嘉会[3]足以合礼，利物足以和义，贞固[4]足以干事。君子行此四德者，故曰"乾：元、亨、利、贞"。

（《周易·乾》）

【注释】

［1］体仁：体，包容的意思。体仁，体包仁道。

［2］长人：为人尊长。

［3］嘉会：宾言宴集。

［4］贞固：固守正道。

【解读】

《周易·乾·文言》以为元、亨、利、贞是君子所行的"四德"。孔颖达疏："《子夏传》云：元，始也；亨，通也；利，和也；贞，正也。"乾为《易》之第一卦，有开始即亨通、有利、贞吉之意。但后人又依之作为先后次序，实失去了《易》的本义。或作从阳至阴的次序。

朱熹《太极说》将乾卦的"元、亨、利、贞"解释为阴阳动静循环无端的四个阶段。认为"始于阳，成于阴；本于静，流于动"，"阳复本于阴，静复根于动"。"元、亨"通于动；"利、贞"复于阴。"元者动之端也，本乎静；贞者静之质也，善于动。"

明代医学家善谈阴阳之理，最重人身阳气，张介宾称"人之大宝，只此一息真阳"。他据朱子之说阐说阴阳精气的互根互生，尤其强调"阳根于阴"，"气生于精"。故在补养精血的同时又注重生发阳气。所制贞元饮，方名取"贞""元"二字，而"贞"在"元"先，寓有"贞上起元，阴中求阳"的意思，即所谓"善补阳者，必于阴中求阳，则阳得阴助而生化无穷"（《景岳全书·补略》），"善治精者，能使精中生气"（《类经·求正录大宝论》)。

贞元饮由熟地黄、当归、炙甘草三味组成。张氏的补阴益气煎、理阴煎等各方中，均有贞元饮三味药，其“阳复本于阴”用意可知。

【参阅】

宋·朱熹《太极说》:“动静无端，阴阳无始，天道也。始于阳，成于阴，本于静，流于动者，人道也。然阳复本于阴，静复根于动，其动静亦无端，阴阳亦无始……元、亨，诚之通动也；利、贞，诚之复静也。元者，动之端也，本乎静；贞者，静之质也，善于动。一动一静，循环无端。”

【原文】

夫大人[1]者，与天地合其德，与日月合其明，与四时合其序，与鬼神合其吉凶。先天[2]而天弗违，后天[3]而奉天时。

(《周易·乾·文言》)

【注释】

[1] 大人：古代对德高者的称呼。

[2] 先天：先天时而行事。

[3] 后天：后天时而行事。

【解读】

《周易》所说的“与天地合德”“与四时合序”，弗违天而“奉天时”，实即“天人合一”的思想。

在医学养生方面，古人强调顺应春生、夏长、秋收、冬藏的自然规律。《素问·四气调神大论》具体论述了与春气相应的“养生之道”，与夏气相应的“养长之道”，与秋气相应的“养收之道”，以及与冬气相应的“养藏之道”。王冰认为，凡春、夏、秋、冬四季各有“六气一十八候”，诸多气候和物候，分别体现了“春阳布发生之令”“夏气扬藩秀之令”“秋气正收敛之令”“冬气正养藏之令”，“故养生者必敬奉天时也”，

"必敬顺天时也"。王冰所反复强调的因四时之序而"敬奉天时""敬顺天时",正是继承了《周易》"先天而天弗违,后天而奉天时"的思想,在养生学上有重要意义。

【参阅】

《素问·四气调神大论》王冰注:"立春之节,初五日东风解冻,次五日蛰虫始振,后五日鱼上冰。次雨水气,初五日獭祭鱼,次五日鸿雁来,后五日草木萌动。次仲春惊蛰之节,初五日小桃华,次五日仓庚鸣,后五日鹰化为鸠。次春分气,初五日玄鸟至,次五日雷乃发声、芍药荣,后五日始电。次季春清明之节,初五日桐始华,次五日鼠化为鴐、牡丹华,后五日虹始见。次谷雨,初五日萍始生,次五日鸣鸠拂其羽,后五日戴胜降于桑。凡此六气一十八候,皆春阳布发生之令,故养生者必谨奉天时也。"

【原文】

吉凶悔吝[1],生乎动者也。

(《周易·系辞下》)

【注释】

[1]悔吝:《易·系辞上》:"悔吝者,忧虞之象也。"悔吝,犹言悔恨。

【解读】

《易·系辞》认为,凡事之或吉或凶,皆"动"所导致。故说:"吉凶悔吝,生乎动者也。"

《素问·六微旨大论》则说:"成败倚伏生乎动。动而不已,则变作矣。"与《易经》之论如出一辙。同时还指出,升降出入,是动的常见形式,而对于生命有重要的意义,所谓"非出入则无以生长壮老已,非升降则无以生长化收藏。"如果升降出入停止,则万物的生长也告终,故曰:"出入废则神机化灭,升降息则气立孤危。""不生不化,静之期也。”

张介宾阐论《六微旨大论》认为，“动”是阴阳之气的作用，是“形气相感”所致。

元代医学家朱丹溪认识到“动”是生命的象征，其动能则源于“相火”。朱氏在《格致余论·相火论》中说：“天主生物故恒于动，人有此生亦恒于动。其所以恒于动，皆相火之为也。”又说：“天非此火不能生物，人非此火不能有生。”可见其对于生命的重要意义。然而，若相火动而太过，是谓“妄动”。情志过极，色欲过度，饮食厚味等，多是相火妄动的原因。相火之动必然耗损真阴，甚至“煎熬真阴，阴虚则病，阴绝则死”。其危害十分严重。

正由于相火之动有吉凶两方面，因而丹溪在《房中补益论》中引用了《易经》的话，说：“吉凶悔吝，皆生乎动，故人之疾病亦生乎动。其动之极也，病而死矣。人之有生，心为火居上，肾为水居下，水能升而火能降，一升一降，无有穷已，故生意存焉。水之体静，火之体动，动易而静难……医者之教，恬淡虚无，精神内守，亦所以遏此火之动于妄也。”说明相火动得其正，则有助于生生不息；动而太过，则为“元气之贼”。由此可见，避免相火妄动，保护人身精血，是何等的重要。

【参阅】

元·朱丹溪《格致余论·相火论》：“太极，动而生阳，静而生阴。阳动而变，阴静而合，而生水、火、木、金、土，各一其性。惟火有二：曰君火，人火也；曰相火，天火也。火内阴而外阳，主乎动者也，故凡动皆属火。以名而言，形气相生，配于五行，故谓之君；以位而言，生于虚无，守卫禀命，因其动而可见，故谓之相。天主生物，故恒于动，人有此生，亦恒于动，其所以恒于动，皆相火之为也。见于天者，出于龙雷，则木之气，出于海，则水之气也。具于人者，寄于肝肾二部，肝属木而肾属水也……天非此火不能生物，人非此火不能有生。天之火虽出于木，而皆本乎地。故雷非伏，龙非蛰，海非附于地，则不能鸣，不能飞，不能波也。鸣也，飞也，波也，动而为火者也。肝肾之阴，悉具相火，人而同乎天也。或曰：相火，天人之所同，何东垣以为元气之贼？又曰：火与元气不两立，一胜则一负。然则，如之何而可以使之无胜负也？曰：周子曰，神发知矣，五性感物而万事出，有知之后，五者之性为物所感，不能不动。谓之动者，即《内经》五火也。相火易起，五性厥阳之火相扇，则妄动矣。火起于妄，变化莫测，无时不有，煎熬真阴，阴虚则病，阴绝则死……彼五火之动皆中节，相火惟有裨补造化，以为生生不息之运用耳，何贼之有？”

《类经·运气类》:“动静者，阴阳之用也。所谓动者，即形气相感也，即上下相召也，即往复迟速也，即升降出入也。由是而成败倚伏，无非由动而生也。故《易》曰：吉凶悔吝，生乎动者也。然而天下之动，其变无穷，但动而正则吉，不正则凶。动而不已，则灾变由之而作矣。”

【原文】

以制器者尚[1]其象……见乃谓之象，形乃谓之器……形而上者谓之道，形而下者谓之器。

（《周易·系辞上》）

【注释】

［1］尚：崇尚。

【解读】

《周易·系辞》在解说形、象、器的基础上，论述了“形而上”与“形而下”，以及“道”与“器”的关系问题。

所谓“形而上”，是指无形或未形成形体的东西；“形而下”，指有形的或已成形的东西。

唐·李鼎祚《周易集解》引崔憬语：“妙理之用以扶其体，则是道也。”“体为形之下，谓之器也。”认为形而上为用、为道，形而下为形质、为体、为器，“形而上”不离“形而下”。

同时孔颖达《周易正义·系辞上》提出，“形而上”为无体、无形者，“形而下”为有质、有形者。

南宋·朱熹又认为：“理也者，形而上之道也，生物之本也；气也者，形而下之器也，生物之具也。”（《答黄道夫》）

之后清·戴震提出：“形谓已成形质。形而上犹曰形以前，形而下犹曰形以后。”（《孟子字义疏证·天道》）把未成形质的视为“形而上”，已成形质的视作“形而下”，为另一种解释。

医学研究身形疾病问题。《素问》将《老子》之言与《周易》之说结合论说。

《老子》曰：“吾所以有大患者，为吾有身，及吾无身，吾有何患？”

《素问·六微旨大论》所谓“无形无患”，乃是根据《老子》之说所作的引申。其论还对“器”做了重要发挥：“出入废则神机化灭，升降息则气立孤危，故非出入则无以生长壮老已，非升降则无以生长化收藏。是以升降出入，无器不有，故器者生化之宇。器散则分之，生化息矣。故无不出入，无不升降，化有小大，期有近远，四者之有，而贵常守。”说明气的升降出入所致的生长壮老已和生长化收藏，都为“器”所具有，故将器视为“生化之宇”。唐·王冰认为，《六微旨大论》所说的“器”，实是“谓天地及诸身……以其身形包藏腑脏，受纳神灵与天地同，故皆名器也。谓身者小生化之器宇，太虚者广生化之器宇也。”

由此可见，中医学说的气之升降所致的生长壮老已和生长化收藏，实与《易经》“形乃谓之器”等论说有着密切的渊源。

在此，似有必要将《周易》“形而上者谓之道”与现代常说的“形而上学”作一比较澄清。

古希腊哲学家亚里士多德著《物理学后诸篇》，我国翻译者以《周易》“形而上”作为译本书名，称《形而上学》。后来遂由此书名转为哲学名词。其涵义有三：①从黑格尔开始，把“形而上学”用作反辩证法的同义词。其特点是以孤立、静止、片面、表面的观点去看世界。②指一种研究感官所不可达到的超经验的东西的哲学，其研究对象为神、灵魂、意志自由等。③泛指唯物主义，常以“形而上学”一词贬低唯物主义，诬称唯物主义的物质观是超感觉超经验的虚构。

由上可知，由《形而上学》书名所转化而成的“形而上学”哲学名词，与《周易》所说的“形而上者谓之道”，二者不能混同。

【参阅】

《素问·六微旨大论》王冰注：“包藏生气者，皆谓生化之器，触物而然……器，谓天地及诸身也……以其身包藏腑脏，受纳神灵，与天地同，故皆名器也。诸身者，小生化之器宇；太虚者，广生化之器宇也。生化之器，自有大小，无不散也。夫大小器，皆生有涯也，散有远近也。”

【原文】

与天地相似，故不违；知[1]周乎万物，而道济天下，故不过；旁行而不流，乐知天命，故不忧。安土敦[2]乎仁，故能爱。

（《周易·系辞上》）

【注释】

［1］知：知识。

［2］敦：厚。

【解读】

《系辞》的这段文字，是对人们的道德思想和行为所提出的高度要求。

“与天地相似，故不违”，即效法自然，故不违其道。《老子》云：“人法地，地法天，天法自然。”《素问·气交变大论》引《上经》道：“夫道者，上知天文，下知地理，中知人事，可以长久，此之谓也。”

古代医学家强调，凡医药之事必须“法天则地”，如《素问·上古天真论》所说：“法则天地，象似日月，辨别星辰，逆从阴阳，分别四时，将从上古合同于道，亦可使益寿而有极时。”

《易经》又对人们提出很高的知识要求，要求其周遍万物，认为唯有这样才能以其道利济天下而避免过错。

所谓“旁行而不流”，意思是说其思想和行为有相当的自由，但因为“不违”“不过”，故始终不游离于“道”。

“乐天知命”，是中国传统文化关于人生的一个最高修养境界。乐天，即乐于顺应自然法则；知命，即明白生命的道理、生命的真谛，乃至于自身生命的遭遇和价值。如果明白了这些，正视并正确面对人生，就可以不感到什么是忧患了。是谓“学《易》者无忧”。

最后是仁爱问题。《系辞》认为只有安居在这方土地上才能对其产生深厚感情，才能有仁爱。

如上所述，可知《系辞》所提出的一系列要求，也正是救死扶伤的医生所应该具备的。

【原文】

君子以思患而豫防之。

（《周易·既济·象》）

子曰：危者，安其位者也；亡者，保其存者也；乱者，有其治者也。是故君子安而不忘危，存而不忘亡，治而不忘乱，是以身安而国家可保也。

（《周易·系辞下》）

【解读】

早在《尚书·太甲下》就有“无安厥位，惟危”的警语。相传这是商代宰相伊尹所说。《易·系辞》所载“危者，安其位者也”等话，也是孔子对《尚书》及《周易》“思患而豫防之”的发挥。

孔子告诉人们，安与危、亡与存、乱与治是相互倚伏的，在太平的时候也不能忘记危亡动乱，必须时刻戒慎警惕。无论是自身，还是国家，惟有不忘危、亡、乱，才能有安、存和治。

《易·系辞》的这段文字，后人精简为“安不忘危，存不忘亡”

两句。

医家以救人生命为己任，自然置“安不忘危，存不忘亡”为座右。甚至将药物的贮藏、医术的著作和校刊印刷等，都提高到“安不忘危”的高度上来。

唐·孙思邈《备急千金要方·序例·药藏》说：“存不忘亡，安不忘危，大圣之至教；救民之瘼，恤民之隐，贤人之用心。所以神农鸠集百草，黄帝纂录《针经》，皆预备之常道也。”孙氏指出，平时贮药藏用，乃是备不测、防危殆的重要措施。

《素问·天元纪大论》记载，黄帝闻鬼臾区“五运阴阳”的论述后说：“愿闻而藏之。上以治民，下以治身，使百姓召著，上下和亲，德泽下流，子孙无忧。传之后世，无有终时。”王冰认为，黄帝欲成书藏之，传于后世，体现了古圣人“安不忘危，存不忘亡”，“救民之瘼，恤民之隐”的至教深仁。

此后，宋臣高保衡、林亿等受诏在校正医书局校勘古医书，其在《重广补注黄帝内经素问序》中，也开宗明义：“臣闻安不忘危，存不忘亡者，往圣之先务；救民之瘼，恤民之隐者，上主之深仁。”重申了《易经》的重要思想。

同时，《黄帝内经》所再三强调的“上工治未病”，实也是古圣人“安不忘危，治不忘乱”的思想体现。

【参阅】

《素问·四气调神大论》：“是故圣人不治已经病治未病，不治已乱治未乱，此之谓也。夫病已成而后药之，乱已成而后治之，譬犹渴而穿井，斗而铸锥，不亦晚乎？”

【原文】

二人同心，其利[1]断金；同心之言，其臭[2]如兰。

（《周易·系辞上》）

【注释】

[1] 利：锋利。

[2] 臭：气味。《诗·大雅·文王》："无声无臭。"

【解读】

"二人同心，其利断金；同心之言，其臭如兰。"是《易·系辞上》所载的古谚，实为至理名言。这是对同心同德、友谊合作的赞美和歌颂。朋友、同事、同志、弟兄、夫妻之间，最需要的正是这种志同道合的情谊。

【原文】

显诸仁，藏诸用。

圣人以此洗心[1]，退藏于密。

（《周易·系辞上》）

【注释】

[1] 洗心：洗濯心灵。引申为自新。

【解读】

"显诸仁，藏诸用"，旨在说明"术"与"道"的关系。意为在所发挥的作用和功用中显示仁道，功成而不居。宋代理学家程颐《周易程氏传·自序》所说的"体用一源，显微无间"，也由此可见。金代医学家刘完素所制药方名"藏用丸"，取名于此。

"以此洗心，退藏于密"，原意谓明白"易"理，可洗涤自己的内心，使之达到洁净的境界。

以上两段文字虽然出于《系辞》的不同段落，但"藏于用""藏于密"都有一"藏"字，是关键所在。

对其理解，人们"仁者见之谓之仁，知者见之谓之知"，各有说法。李时珍在《本草纲目》中描述莲藕的名称和形状说："蔤，乃嫩弱如竹之行鞭者，节生二茎，一为叶，一为花，尽处乃生藕，为花、叶、根、实之本。显仁藏用，功成不居，可谓‘退藏于密’矣，故谓之蕾；花叶常偶生，以偶而生，故根曰藕。”可见其援用《易》理，别出心裁。

【参阅】

《潜夫论·明忠》:“夫术之为道也，精微而神，言之不足，而行有余。有余故能兼四海而照幽冥……是故圣人显诸仁，藏诸用，神而化之，使民宜之，然后致其治而成其功。”

明·朱橚《普济方·积热痼冷门》:神芎丸“治一切热证（大黄、黄芩、牵牛、滑石）”。方解云:“此方除脏腑滑泄者，或重寒脉迟者，或妇人经病、产后血不止者，但孕妇等，则不宜服。此外一切风热杂病、烦闷壅塞、神气不和，或平人保养，常服自显其功。若以效验观其药味，则非明本草造化之理者，不可得而知其然也。犹孔子赞《易》道明显，应化万人之善，而不见其大道之功用，故曰‘显诸仁，藏诸用’，因名藏用丸。”

【原文】

子曰:“书不尽言，言不尽意。”

（《周易·系辞上》）

【解读】

孔子在《周易·系辞》中认为，凡书中所载的文字内容及其意思是有一定限度的。故读者若能举一反三，触类旁通，殚思研精，则必然获益更多。不仅《易经》如此，其他亦然。正如张介宾《新方八阵》论“和略”所说:“和方之制，和其不和也。凡病兼虚，补而和之；兼滞者，行而和之；兼寒者，温而和之；兼热者，凉而和之。和之义广矣！亦犹土兼四气，其于补泻温凉之用无所不及，务在调平元气，不失中和之为贵也……凡前所论，论其略耳，而‘书不尽言，言不尽意’，能因类而广之，则存乎其人矣。不知此义，又何和剂之足云？”

【原文】

挠[1]万物者莫疾乎风。

（《周易·说卦》）

【注释】

［1］挠：扰动，扰乱。韩愈《送孟东野序》："草木之无声，风挠之鸣。"

【解读】

《易·说卦》所说的风挠万物，自然包括人类在内。

中医学所说的致病外因风、寒、暑、湿、燥、火"六淫"之中，"风为百病之长"（《素问·风论》），它可以导致多种疾病。

《素问·阴阳应象大论》认为，风属于阳气，所谓"阳之气以天地之疾风名之"，又说"逆气象阳"。

在"天人相应"思想指导下，古医家认为邪不仅外伤体表，而且风与肝的关系最为密切，故云"风气通于肝"。由于在生理上"肝主筋"，因而又最易出现"风伤筋"的病证。肝为风邪所伤，可出现眩晕、筋脉拘急掣动的症状。

如果肝阳之气上逆，其所导致的眩晕、抽掣，甚至暴厥等症，称为"内风"。清·叶天士称其为"阳化内风"。《素问·至真要大论》所谓"诸风掉眩皆属于肝"，即指上述情况。其在临床上是十分多见的。

《素问·阴阳应象大论》曰："邪风之至，疾如风雨。"《素问·风论》还说："风者善行而数变，至其变化乃为他病。"还指出了因风致病的迅速和多变。这种说法，实与《易》"挠万物者莫疾乎风"的论述有一脉相承之意。

【原文】

燥万物者莫熯[1]乎火。

（《周易·说卦》）

【注释】

［1］熯（hàn）：干燥。

【解读】

火能燥物，为日常生活所常见。《易·说卦》举“燥万物者莫熯乎火”“润万物者莫润乎水”等，以示事物相互作用之神妙，所谓“神也者，妙万物而为言也。”

古代医家在“燥万物者莫熯乎火”一语的启发下，重视火热与燥病的关系。

《素问·六元正纪大论》有“燥令行，余火内格，肿于上，咳喘，甚则血溢”等论述。这种疾病，在后世称为秋燥，而属于温燥。

金代著名医学家刘完素精研《素问》，他根据《素问》所载燥病有关内容，总结提出“诸涩枯涸，干劲皴揭，皆属于燥”的病机理论，其精辟之言，补充了《至真要大论》病机十九条的内容。同时，刘氏还在《易》“燥万物者莫熯乎火”一语的启示下，指出诸多燥病因“火极热盛，水液干而不润于身”所致，其治疗当用凉药养阴清热，宣通气液，而忌用燥热之品。

刘氏的论述，打开了燥病论治的新局面，促进了医学的发展。他之所以能取得如此重要的学术成果，《易经》哲学思想对他的启迪是不可忽略的。

【参阅】

《素问病机气宜保命集·病机论》：“诸涩枯涸，干劲皴揭，皆属于燥。涩枯者，水液气衰少，血不荣于皮肉，气不通利，故皮肤皴揭而涩也，及甚则麻痹不仁。涸干者，水少火多。系辞云：燥万物者莫熯乎火。故火极热甚，水液干而不润于身，皮肤乃启裂，手足有如斧伤而深三二分者，冬月甚而夏月衰。故法曰：寒能收敛，收敛则燥涩皴揭；热能纵缓，纵缓则滋荣润泽。皆属燥金之化也。王冰曰：物之生滑利，物之死枯涩。其为治也，宜开通道路，养阴退阳。凉药调之，荣血通流，麻木不仁，涩涸干劲皴揭，皆得其所。慎毋服乌附之药。”

【原文】

天行[1]健[2]，君子以自强不息。

（《周易·乾·象》）

【注释】

［1］行：天体运行。

［2］健：强盛不衰。

【解读】

乾卦代表着“天”，所谓“乾为天”。“天行健”是说天体的运行始终保持着强盛的势态而不止息。古人主张人必须“法天则地”，故“天行健”其运行不已的宇宙精神，是君子自强不息的榜样。

自从《易经》有此言以后，“天行健，君子以自强不息”逐渐成了国人所熟悉的一种人文思想，千百年来，始终振奋着民族的精神。故清华大学的校训为“自强不息，厚德载物。”

古时医家论述人身阳气的重要性，甚至也援引“天行健”来进行说理。例如，《素问·五运行大论》论太空中大气举地，说：“地在人之下，太虚之中者也……大气举之也。”

明代医家汪机认为：天之阳气包括宇宙之外，其势态即《易》所谓“天行健”，亦即《素问》所说的“大气举之”。故大气不能虚，虚则不能包举大地。正如人身之气不能亏虚，其气一亏，则卫气不能护卫于外，营气不能营养于内。总之，他将《易经》“天行健”的法则移用于人身，以阐明医理，使阳气在人身主持营卫之气运行的道理论述得更为清晰。

【参阅】

《类经·摄生类》：“天地之道，天圆地方，天高地厚，天覆地载，天动地静。乾为天，乾者健也；坤为地，坤者顺也。君子之自强不息，安时顺时，能变能载，能包能容，可方可圆，可动可静，是皆效法天地之道。”

汪机《石山医案·营卫论》：“予谓天之阳气包括宇宙之外，即《易》所谓‘天行健’，《内经》所谓‘大气举之’者是也。此气如何得虚？虚则不能蓄住地矣。天之阴，聚而成形者。形者，乃地之‘坤’也。故曰天依地，地附气。可见人身之卫即天之‘乾’，人身之形即地之‘坤’。营卫于脏脏之内者，营气也，即天地中发生之气也。故以气质言，卫气为阳，形质为阴；以内外言，卫气护卫于外为阳，营气营养于内者为阴。细而分之，营中亦自有阴阳焉，所谓‘一阴一阳，互为其根’者是也。若执以营为卫配，而以营为纯阴，则孤阴不长，安得营养于脏腑耶？经曰：营为血，而血即水。朱子曰：水质阴而性本阳。可见营非纯阴矣。况气者水之母，且天地间物有质者，不能无亏盈。既有质而亏盈，血中之气亦不免而亏盈矣。故丹溪以补阴为主，固为补营，东垣以补气为主，亦补营也，以营兼血气而然也。”

【原文】

或跃在渊，无咎[1]，何谓也？

子曰：上下无常，非为邪也；进退无恒，非离群也。君子进德修业，欲及时也，故无咎。

（《周易·乾·文言》）

【注释】

［1］无咎：无过失。

【解读】

孔子解说乾卦九四爻辞，认为如同鱼跃于渊，上下无常，进退无恒，既不为非，又不离群。好比君子及时进德修业一样。

在这里，所强调的是行为及时而不离于正道。

《论语·阳货》记载：“阳货……谓孔子曰：……好从事而亟失时，可谓知乎？曰：不可。日月逝矣，岁不我与！”可作《周易》“进德修业，欲及时也”的注解。

又《周易·乾·文言》又说：“君子进德修业……终日乾之，与时偕行”，当与“君子进德修业，欲及时也”相参读。

【原文】

君子终日乾乾[1]，夕惕若厉[2]，无咎。

（《周易·乾·彖》）

君子进德修业……终日乾乾，与时偕行。

（《周易·乾·文言》）

【注释】

[1] 乾乾：自强不息貌。

[2] 厉：危。

【解读】

《周易·系辞》说：“彖者，言乎象者也”，是对“彖”的解说。

古时所称的“君子”，所指颇多。西周、春秋时，通称贵族为君子；或指官长，《国语·鲁语》所谓“君子务治，小人务力”。春秋末后，又称有德者为君子，无德者为小人，《礼记·曲礼上》云：“博闻强识而让，敦善行而不怠，谓之君子。”《周易》在此所说的“君子”，其义与《曲礼》相同。

《易》所说的“终日乾乾”，乃是要求人们自强不息，随时警惕。具体则强调“进德修业，与时偕行”，不断进取。

唐·孔颖达认为：“夕惕者，谓终竟此日后，至向夕之时犹怀忧惕。若厉者：若，如也；厉，危也。”

后人“惕厉”之语，即出于《易·乾》。如《后汉书·马皇后纪》：“日夜惕厉，思自降损，居不求安，食不念饱。”

至于《易》所要求的“进德修业……终日乾乾，与时偕行”，对于医者而言，也是十分重要的。

【原文】

君子学以聚之，问以辩之，宽以居之，仁以行之。

（《周易·乾·文言》）

【解读】

“学以聚之，问以辩之，宽以居之，仁以行之”，是《文言》对“君子”提出的要求，包括治学、平居及处世等方面。

《礼记·中庸》又曾说：“博学之，审问之，慎思之，明辨之，笃行之。”与《文言》之辞相似。

“医为仁术”，上述要求，对业医者尤为切要。

【原文】

君子以类族辨。

（《周易·同人·象》）

方[1]以类聚，物以群分。

（《周易·系辞上》）

【注释】

［1］方：方版，古代书写用的木板。《仪礼·聘礼》：“书于方。”

【解读】

《周易》所说的“以类族辨物”和“方以类聚，物以群分”，是一种归类分析方法，其适用范围很广，而后人多引申其义。

汉·王符《潜夫论·本政》：“衰世之士，志弥者身弥贱，佞弥巧者官弥尊也。方以类聚，物以群分。同明相见，同声相闻。”将其比喻人物的区分。

至于医家编纂方书，更是以“方以类聚，物以群分”为准则。然而，《系辞》所说的“方”，在此时已被“方剂”的“方”所取代了。

最著名的医方书有隋炀帝敕撰的《四海类聚方》《四海类聚要方》；朝鲜金礼蒙纂辑我国医书成《医方类聚》。至于其他医书，以类集、类编、类纂、类要、类证等冠名者不计其数，如《类集试验良方》《类编朱氏集验方》《类编南北经验医方》《类纂名医要旨医源会海》《类证用药》《类证普济本事方》《名医类案》《类经》等等，无不属于此类。甚至，明代张勇还直接以"方以类聚"作为书名。

归类分析的方法，在《礼记·学记》称"比物丑类"。丑，也有比较的意思。医学家对此之重视，其实在《素问》中早已有所记载，强调医者必须懂得"别异比类"，将"比类"作为重要方法，否则被视为"过失"之一。如《素问·疏五过论》强调"比类形名"，谓"善为脉者必以比类奇恒，从容知之。为工而不知道，此诊之不足贵，此治之三过也。"同书《征四失论》云："不知比类，足以自乱，不足以自明，此治之三失也。"

如上所述，关于类聚群分与"别异比类"，医者相通，理实一致。

【原文】

同声相应，同气相求；水流湿，火就燥；云从龙，风从虎。圣人作[1]而万物睹，本乎天者亲上，本乎地者亲下，则各从其类也。

（《周易·乾·文言》）

【注释】

［1］作：起。

【解读】

《易经》所说的"同声相应，同气相求"的自然现象，历来为学者所重视。

《荀子·劝学篇》本于《易经》之说，认为"物类之起，必有所始"，劝人慎于言行，以避免祸辱。

《吕氏春秋》有"应同"一篇。亦根据《易》说加以阐说，以为"类固相召，气同则合，声比则应”，而祸福之来，由人自召，也同于此理。

《春秋繁露》有“同类相动”篇，讨论了人的阴阳之气与天之阴阳之气相感动的问题。

《易经》论天地间物类“本乎天者亲上，本乎地者亲下”的说法，长期以来影响着人的思想。在古代医学中，也往往参入其观点。如《素问·阴阳应象大论》说：“故清阳为天，浊阴为地……故清阳出上窍，浊阴出下窍；清阳发腠理，浊阴走五脏”，“阴味出下窍，阳气出上窍”。又《灵兰秘典论》说：“天食人以五气，地食人以五味。五气入鼻藏于心肺，上使五色修明，音声能彰。五味入口，藏于肠胃。”凡此等，均属“本乎天者亲上，本乎地者亲下”的认识。

此外，张仲景《金匮要略》论病因，有风雨伤于上、清湿伤于下之说，也与之相同。

验诸临床，凡阴虚内热易感燥热之邪，阳虚内寒者多患寒湿之病，也属于“水流湿，火就燥”之理。

【参阅】

《荀子·劝学篇》：“物类之起，必有所始。荣辱之来，必象其德……施薪若一，火就燥也，平地若一，水就湿也。草木畴生，禽兽群焉，物各从其类也……故言有招祸也，行有招辱也，君子慎其所立乎。”

《吕氏春秋·应同》：“类固相召，气同则合，声比则应，鼓宫而宫动，鼓角而角动。平地注水，水流湿；均薪施火，火就燥……无不皆类其所生以示人……祸福之所自来，众人以为命，安知其所……物之从同，不可为记……黄帝曰：芒芒昧昧，因天之威，与元同气。”

西汉董仲舒《春秋繁露·同类相同》：“今平地注水，去燥就湿，均薪施火，去湿就燥。百物去其所与异，而从其所与同，故气同则会，声比则应，其验皦然也。试调琴瑟而错之，鼓其宫则他宫应之，鼓其商而他商应之，五音比而自鸣，非有神也，其数然也。美事召美类，恶事召恶类，类之相应而起也……物固以类相召也。”

“故琴瑟报弹其宫，他宫自鸣而应之，此物之以类动也。其动以声而无形，人不见其动之形，则谓之自鸣也。又相动无形，则谓之自然，其实非自然也，有使之然者矣。物固有实使之，其使之无形。”

【原文】

☰乾

大哉乾元，万物资始，乃统天。云行雨施，品物流形。

乾道变化，各正性命，保合太和，乃利贞。

（《周易·乾·彖》）

【解读】

乾，代表宇宙万有的原始，包括万有的本体、根源以及生命的起源，伟大无比，故也涵盖了天体和整个宇宙。

由于乾元之气的功能作用，地气上为云，天气下为雨，同时产生并形成了形形色色的各种品类的事物。

以上所说，就是乾道的变化。由此变化而万物各具其性命。在此，所谓“性”，指万物各自的天性、本性，也指精神、生命；所谓“命”，指的是自体的生命，以及生命的规律。

宇宙万有的存在，必须保持着共同依存的和谐状态，惟有这样，方为大吉大利。用现代的语言表述，就是保持宇宙万有的生态和谐，这就是所谓“太和”。

在《黄帝内经素问·天元纪大论》中，记载着古时《太始天元册》的一段话，曰：“太虚寥廓，肇基化元，万物资始。五运终天，布气真灵，揔统坤元。九星悬朗，七曜周旋。曰阴曰阳，曰柔曰刚，幽显既位，寒暑弛张，生生化化，品物咸章。”

王冰注解说：《太始天元册》为“太古占候灵文”，“言五运更统于太虚，四时随部而迁复，六气分居而异主，万物因之以化生，非曰自然，其谁能始？故曰万物资始。《易》曰：大哉乾元，万物资始，乃统天。云行雨施，品物流形。孔子曰：天何言哉！四时行焉，百物生焉。此其义也。”

由此可见，《素问》所载《太始天元册》与《易经》的文字理义是极其相近、同出一源的。

【参阅】

张介宾《类经附翼·求正录·大宝论》：“乾之象曰：大哉乾元，万物资始，乃统天。此言元贯四德，阳为发育之首也。”

【原文】

潜龙勿用[1]，阳在下也。

（《周易·乾·象》）

潜龙勿用，阳气潜藏。

潜之为言也，隐而未见，行而未成。

（《周易·乾·文言》）

【注释】

[1] 潜龙勿用：乾卦初九爻辞。凡卦的初爻属阳爻，称初九。勿用，勿可施用。

【解读】

《易》以阳气潜藏于下而未动，喻为“潜龙勿用”。

解《易》者将其联系到多种人事，如比喻圣人在下位，隐而未显，贤者失时而未遇，凡“隐而未见”或“行而未成”者，都称之为“潜龙勿用”。甚至旧称未即皇位的太子府邸为“潜邸”。见仁见智，各有所说。

医学家也受“潜龙勿用”的影响，在医理上有所譬喻。如朱震亨为著名理学家许谦高弟，故每从哲学悟通医理。其所著《格致余论》论人身“相火”，认为相火为人身之阳，当其未动，寄于“肝肾之阴”，此时阳气潜藏，如龙之蛰。

【参阅】

《格致余论·相火论》:“天主生物，故恒于动，人有此生，亦恒于动，其所以恒于动，皆相火之为也。见于天者，出于龙雷，则木之气，出于海，则水之气也。具于人者，寄于肝肾二部，肝属木而肾主水也。天非此火，不能生物；人非此火，不能有生。肝肾之阴，悉具相火，人而同乎天也。”

【原文】

亢[1]龙有悔[2]，盈不可久也。

(《周易·乾·象》)

亢龙有悔，与时偕极。

“亢”之为言也，知进不知退，知存不知亡，知得不知丧。

其惟圣人乎！知进退存亡而不失其正者，其惟圣人乎！

(《周易·乾·文言》)

【注释】

[1] 亢：亢盛过及。

[2] 悔：灾悔，灾咎。

【解读】

《易·乾》上九，以“亢龙”比喻阳亢之极。孔颖达疏云：“亢阳之至，大而极盛。”

阳亢过极，必有灾咎，故曰“有悔”。如《文言》所说：“知进不知退，知存不知亡，知得不知丧。”所以虽盈而不可久。

《素问·六微旨大论》认为，亢极为害的原因在于失去对上的制约，所谓“亢则害，承乃制”。

然而，《素问》所说的亢害承制，并不局限于“阳亢”，而实是一个具有普遍意义的生态制约或生态平衡问题，故曰“亢则害，承乃制。制则生化，外列盛衰；害则败乱，生化大病”。

张介宾《类经·运气类》指出："所以亢而过甚，则害乎所胜，而承其下者必从而制之。此天地自然之妙，真有莫之使然而不得不然者……《易》之乾象曰：亢之为言也，知进不知退，知存不知亡，知得不知丧，即此亢承之义。"

于此足见，古医家将《易经》"亢"害之理运用于医学，甚至扩展到生态学的范畴，其发挥淋漓尽致。

【参阅】

清·纪昀《阅微草堂笔记》卷三："塞外有雪莲，生崇山积雪中，状如今之洋菊，名以莲耳。其生必双，雄者差大，雌者小……此花生极寒之地，而性极热。盖二气有偏胜，无偏绝。积阴外凝，则纯阳内结。坎卦以一阳陷二阴之中，剥复二卦，以一阳居五阴之上下，是其爻象也。然浸酒为补剂，多血热妄行，或用合媚药，其祸尤烈。盖天地之阴阳均调，万物乃生；人身之阴阳均调，百脉乃和。故《素问》曰'亢则害，承乃制'。自丹溪立阳常有余、阴常不足之说，医家失其本旨，往往以苦寒伐生气。张介宾辈矫枉过直，遂偏于补阳。而参芪桂附，流弊亦至于杀人。是未知易道扶阳，而乾之上九，亦戒以亢龙有悔也。嗜欲日盛，羸弱者多，温补之剂易见小效，坚信者遂众。故余谓偏伐阳者，韩非刑名之学，偏补阳者，商鞅富强之术。初用皆有功，积重不返。其损伤根，本则一也。雪莲之功不补患，亦此理矣。"

【原文】

至哉坤元[1]，万物资生，乃顺承天也。

（《周易·坤·彖》）

【注释】

[1] 坤元：指地。《易经·说卦》："坤，地也。"

【解读】

《易》彖曰："大哉乾元，万物资始，乃统天。"又说："至哉坤元，万物资生，乃顺承天也。”合而观之，意为大地上万物资生，实乃天元之气所统，故说“顺承天也”。

《素问·天元纪大论》记载古《太始天元册》文说：“太虚寥廓，肇基化元，万物资始。五运终天，布气真灵，总统坤元。”显然阐发了《周易》之义。

后世医家将妇人胎产联系到《周易》所说的“坤元”与“资生”。如南宋医家薛轩著书名《坤元是保》，其婿郑春敷又编《坤元是保续集》，皆为妇人胎产医书。明代缪希雍《先醒斋医学广笔记》载其所制资生丸（又名保胎资生丸），都是采用了《周易》之意。

【原文】

坤，至柔而动也刚，至静而德方[1]……坤道其顺乎，承天而时行。

（《周易·坤·文言》）

【注释】

[1]德方：指地方。古人有“天圆地方”之说。

【解读】

乾、坤两卦，分属天、地，代表阴阳。两者的关系至为密切。在其运动变化中，又往往表现为阳中有阴、阴中有阳，从而具有其生命力。

《易》坤卦《文言》所说的“坤道其顺乎，承天而时行”，是谓坤道顺承乾道而行。张介宾《大宝论》说：“夫阴以阳为主，所关造化之原，而为性命之本者，惟斯而已。”其《真阴论》又谓：“盖阴不可无阳，非气无以生形也；阳不可以无阴，非阴无以载气也。故物之生也生于阳，物之成也成于阴。此所谓元阴元阳，亦曰真精真气也……此阴以阳为主，阳以阴为根也。”其所论说，合乎《易》理。

又如，坤卦《文言》所说的“坤至柔而动也刚，至静而德方”，体现了其柔中有刚、静中有动。元代朱丹溪论人身脏腑精气的升降，以为“心肺之阳降，肾肝之阴升”，而脾居其中。脾土“具坤静之德，而有乾健之运”（《格致余论》），促成了心肺之阳及肝肾之阴的升降。可见其所论述受《易经》哲理的影响甚深。

【参阅】

《格致余论·鼓胀论》：“是脾具坤静之德，而有乾健之运，故能使心肺之阳降，肾肝之阴升，而成天地交之泰，是为无病之人。”

【原文】

履霜，坚冰至。

（《周易·坤·象》）

【解读】

“履霜，坚冰至”，义为当踏到地上的凝霜，就意识到不久就有坚冰冻结。实有防患于未然之意。

《礼记》说：“凡事豫则立。”《内经》云：“上工不治已病治未病，不治已乱治未乱。”无不提示凡事必戒于早而谨于微，其旨皆合于《易》理。

明代医家张介宾论人身阳气的重要性，尝谓“天之大宝，只是一丸红日；人之大宝，只此一息真阳。”由于阳气实关于生化之机，常恐其为阴寒之气所伤，故又将冰霜比喻为阴寒邪气，其《类经附翼·求正录·大宝论》说：“坤之初六，曰‘履霜，坚冰至’，此虑阴之渐长，防其妨化育也。”亦以《易》说阐明医理。

【原文】

阴疑于阳必战。

（《周易·坤·文言》）

【解读】

阴阳之气相反。二气冲和，则无病变。即《老子》所谓“冲气以为和”。

《易》理认为“坤”道顺，坤属阴，若不顺而“阴疑于阳”，二气不能冲和，则可能引起交战，正如《周易·说卦》所说：“战乎乾……言阴阳相搏也。”

在医学上，阴阳在人体代表正邪两方。《素问·热论》称温病患者的热邪与阴精交战为“阴阳交”。“阴阳交”往往是决定患者邪正胜负的殊死之战。在邪正交战时的出汗，医学上称之为“战汗”。

其他如人体发生颤抖，也属于阴阳二气交争所导致。

【参阅】

《素问·评热病论》：“黄帝问曰：有病温者，汗出辄复热，而脉躁疾，不为汗衰，狂言不能食，病名为何？岐伯对曰：病名阴阳交，交者死也。帝曰：愿闻其说。岐伯曰：人所以汗出者，皆生于谷，谷生于精。今邪气交争于骨肉而得汗者，是邪却而精胜也。精胜则当能食而不复热。复热者邪气是也。汗者精气也。今汗出而辄复热者，是邪胜也；不能食者，精无俾也。病而留者，其寿可立而倾也。”

【原文】

䷄需

《象》曰：……需：君子以饮食宴乐。

九五，需于酒食，贞[1]吉。

《象》曰“酒食贞吉”，以中正也。

（《周易·需》）

【注释】

[1] 贞：卜问、占卜。

【解读】

饮食宴乐，为人所必需，但应当不偏嗜、不过度，方不致疾。这就是所谓“中正”的意思，亦即《周易·序卦》所说的“饮食之道”。

《素问·上古天真论》强调“饮食有节”，同样是无过无不及，中节、中正之意。

【参阅】

《周易·序卦》:“需者,饮食之道也。”

【原文】

䷆师

初六,师出以律,否臧[1]凶。

《象》曰“师出以律”,失律凶也。

(《周易·师》)

【注释】

[1]否(pǐ)臧:同“臧否”,犹言好坏、得失。否,恶;臧,善。

【解读】

《周易》中也有兵法,见于“师”卦,云“师出以律”。强调出兵必须有严格的纪律。倘或用兵失律,多致败绩。

《左传·隐公十一年》:“凡诸侯有命,告则书,不然则否。师出臧否亦如。”与《周易》“师出以律,否臧凶”有一定关系。

所谓“律”即“法”的意思。孔颖达疏曰:“律,法也……师出之时,当须以其法制整齐之。”

“师出以律”,不仅为兵家所重,也为历来医家所宗。早在晋代王叔和《脉经》注中,就有《医律》数条,《隋书·经籍志》还载录《药律》三卷,显然论述用药如用兵之律。

金代著名医学家李杲,在《珍珠囊指掌》论“用药法”时说:“夫药无次序,如兵无纪律,虽有勇将,适以偾事。”

明清之际,喻昌著《医门法律》,详论了医者必须遵守的法与律。在其同时,学者屈大均认为:“善医者以药为兵,以天道为律。”

由此可见,《周易》所说的“师出以律”,对于历代医家的临证用药,实发挥着非常重要的指导作用。然而“师出以律”,却正是当前中医临床遣方用药所缺乏考虑的。

【参阅】

金·李杲《珍珠囊指掌》:“夫病有宜补，以泻之之道补之；病有宜泻，以补之之道泻之。病有宜寒剂者，以热剂为向导之道；病有宜热剂者，以寒剂为类从之引……用药之忌在乎欲速，欲速则寒热温凉、行散补泻未免过当，功未获奏，害以随之。夫药无次序，如兵无纪律，虽有勇将，适以勇而偾事。又如理丝，缓则可清其绪，急则愈坚其结矣。”

清·屈大均《翁山文外》卷二:“故知兵法不在多，一言可以蔽之，曰‘律’。《易》‘师出以律’，有律而后奇乃可用，用能以寡敌众、以弱敌强，为天下军锋之寇。善医者以药为兵，以天道为律，天道在《易》六十四大象。圣人以人事合乎天。《中庸》所谓‘上律天时，下袭水土’，于斯见之。”

明·方有执《伤寒论条辨·或问》:“问用药。曰：用药如用兵，兵非可玩之器，文修武备，盛世长策。无事而动，不惟徒取费耗，殆将启衅招尤，事不容已。兵兴师出，我既为师，彼则为敌。大敌在前，必察其情，虚实真伪，得其情而可以无疑矣。毋骄兵以轻敌，毋慢兵以失机。顺天时，因地利，率人和，承物宜，旗严明，士卒用命。有定谋，有成算。整行阵，饬奇正。然后战胜取可必，不则憧憧御敌，其不败也鲜矣。《易》曰:‘师出以律，否臧凶。’不知此不足与言用药之义。”

【原文】

舍逆取顺。

(《周易·比·象》)

【解读】

“舍逆取顺”，是《周易》提出的重要思想方法。在《易》卦中，有许多篇章强调了“顺”的重要性，如说:“顺乎天而应乎人”“坤道其顺乎”“上下顺”“顺以听”“顺以说”“顺以动”“动而以顺行”“顺无害”“顺以则”“天地以顺动”“圣人以顺动”等。

《周易》的思想为古代医家所掌握，而渗透于医学，故其论养生、治疾病皆重于“逆顺”。

《素问·生气通天论》说：“苍天之气，清净则意志治，顺之则阳气固，虽有贼邪，弗能害之，此因时之序。”《四气调神大论》提出春、夏、秋、冬各有养生、养长、养收、养藏之道，春“逆之则伤肝”，夏“逆之则伤心”，秋“逆之则伤肺”，冬“逆之则伤肾”，“唯圣人从之，故身无奇病，万物不失，生气不竭”。又说：“故阴阳四时者，万物之终始也，死生之本也。逆之则灾害生，从之则苛疾不起。”

《灵枢·本神》也说：“智者之养生也，必顺四时而适寒暑。”

《灵枢》中还有不少篇章，论述了阴阳脉气的逆顺问题。其《逆顺》篇指出：“气之顺逆，所以应天地阴阳，四时五行也。”《逆顺肥瘦》篇又说：“自然之物，易用之数，逆顺之常也……此言气之滑涩、血之清浊、行之逆顺也。”篇中还论述了“脉行之逆顺”。

《灵枢·玉版》还指出“诸病皆有逆顺”，并根据临床经验提出痈疽“五逆”。《五乱》篇又说：“相顺则治，相逆则乱。”对于重危疾病也提出了“五乱”之说，并强调“顺而治之”。

《灵枢·师传》云：“夫治民与自治，治彼与治此，治小与治大，治国与治家，未有逆而能治之也，夫惟顺而已矣。顺者，非独阴阳脉论气逆顺也。”将“逆顺”视为具有广泛意义的认识和思想方法。

【参阅】

《灵枢·玉版》：“夫痈疽之生，脓血之成也……其在逆顺焉。黄帝曰：愿闻逆顺。岐伯曰：以为伤者，其白眼青黑，眼小，是一逆也；内药而呕者，是二逆也；腹痛渴甚，是三逆也；肩项中不便，是四逆也；音嘶色脱，是五逆也。除此五者，为顺矣。”

“黄帝曰：诸病皆有逆顺，可得闻乎？岐伯曰：腹胀、身热、脉大，是一逆也；腹鸣而满，四肢清，泄，其脉大，是二逆也；衄而不止，脉大，是三逆也；咳且溲血，脱形，其脉小劲，是四逆也；咳，脱形身热，脉小以疾，是谓五逆也。如是者，不过十五日而死矣。其腹大胀，四末清，脱形，泄甚，是一逆也；腹胀便血，其脉大，时绝，是二逆也；咳溲血，形肉脱，脉搏，是三逆也；呕血，胸满引背，脉小而疾，是四逆也；咳呕腹胀，且飧泄，其脉绝，是五逆也。如是者，不及一时而死矣。工不察此者而刺之，是谓逆治。”

【原文】

☷☰泰　小往大来，吉，亨。

《彖》曰：“泰，小往大来，吉，亨。”则是天地交而万物通也；上下交而其志同也。内阳而外阴，内健而外顺……君子道长，小人道消也。

《象》曰：天地交，泰。

（《周易·泰》）

【解读】

古人据《易经》之说，以“交泰”指时运亨通。

在中医学中，又以“交泰”比喻五脏之中心、肾两脏的上下交通。心属火，心火当下降；肾属水，肾水宜上升。水升火降，则心肾相交，水火既济，而为平人。正如朱震亨《格致余论·房中补益论》所说：“心为火居上，肾为水居下，水能升而火能降，一升一降，无有穷已。”

如果心肾不交，则导致失眠。中成药交泰丸，用生川连五钱，肉桂心五分，研细，白蜜丸，空心淡盐汤下，治心肾不交，怔忡不寐。

又张介宾解释《素问·方盛衰论》“至阴虚，天气绝；至阳盛，地气不足。阴阳并交，至人之所行”，以为“《易》以地在天上而为‘泰’，言其交也；天在地上而为‘否’，言其不交也。此云‘至阴虚’者，言地气若衰而不升，不升则无以降，故天气绝；‘至阳盛’者，言天气若亢而不降，不降则无以升，故地气不足。盖阴阳二气，互藏其根，更相为用，不可偏废，此借天地自然之道，以喻人之阴阳贵和也”。

【参阅】

《周易·下经·归妹》:“天地不交而万物不兴。”

《春秋繁露·循天之道》:“是故男女体其盛，臭味取其胜，居处就其和，劳逸居其中，寒暖无失适，饥饱无过平，欲恶度理，动静顺性命，喜怒止于中，忧惧反之正。此中和常在乎其身，谓之得天地泰。得天地泰者，其寿引而长；不得天地泰者，其寿伤而短。”

明·韩懋《韩氏医通》:“（黄连）生用为君，佐官桂少许，煎百沸，入蜜空心服之，能使心肾交于顷刻。”

清·陈士铎《本草新编》:“以黄连泻火者，正治也。以肉桂治火者，从治也。故黄连、肉桂，寒热实相反，似乎不可并用，而实有并用而成功者。盖黄连入心，肉桂入肾也。凡人日夜之间，必心肾两交，而后水火始得既济，火水两分，而心肾不交矣。心不交于肾，则日不能寐；肾不交于心，则夜不能寐矣。黄连与肉桂同用，则心肾交于顷刻，又何梦之不安乎。”

【原文】

☷否

《彖》曰：……则是天地不交，万物不通也。

《象》曰：天地不交，否。

（《周易·否》）

【解读】

“天地不交，否”，与泰卦“天地交，泰”相反。以自然现象而言，地气上为云，天气下为雨，为天地交泰之象。《素问·四气调神大论》曰:“阳气者闭塞，地气者冒明，云雾不精，则上应白露不下。交通不表，万物命故不施，不施则名木多死，恶气不收，风雨不节，白露不下则菀槁不荣。”王冰认为，《素问》的这段文字，叙述的则是“天气不降，地气不腾……《易》曰‘天地不交，否’”的自然现象。

如以人身疾病而论，则《伤寒论》所言的“痞”证，为上下之气不通所致，故“痞”字从“疒”从“否”。

南北朝时陈延之《小品方》则据“否”卦之理解说肾虚寒的消渴病，云:“又肺为五脏之华盖，若下有暖气蒸即肺润，若下冷极，即阳气不能升，故肺干则热，故《周易》有否卦，乾上坤下，阳阻阴而不降，阴无阳而不升，上下不交，故成否也。譬如釜中有水，以火暖之，其釜若以板盖之，则暖气上腾，故板能润也。若无火力，水气则不上，此板终不可得润也。火力者，则是腰肾强盛也。常须暖将息，其水气即为食气，食气若得暖气，即润上而易消下，亦免干渴也。”

后唐代王焘《外台秘要》、南宋许叔微《本事方·消渴》皆采其说。

又朱震亨《格致余论·鼓胀论》说:“脾具坤静之德，而有乾健之运。故能使心肺之阳降，肾肝之阴升，而成天地交之泰，是为无病之人。今也七情内伤，六淫外侵，饮食不节，房劳致虚，脾土之阴受伤，转输之官失职，胃虽受谷不能运化，故阳自升阴自降，而成天地不交之否。于斯时也，清浊相混，隧道壅塞，气化浊血，瘀郁而为热，热留而久，气化成湿，湿热相生，遂成鼓胀。”以《易经》泰、否两卦之理，分析鼓胀病的形成，其论说淋漓尽致。

【参阅】

《潜夫论·本政》:“否泰消息，阴阳不并，观其所聚，而兴衰之端可见也。”

【原文】

☳☷豫[1]

《彖》曰:……顺以动，豫。豫，顺以动，故天地如之……天地以顺动，故日月不过，而四时不忒。圣人以顺动，则刑罚清而民服，豫之时

义大矣哉！

（《周易·豫》）

【注释】

［1］豫：不忒。忒，差忒。不忒，即不差。

【解读】

《周易》曾说："吉凶晦吝皆生于动。"指出"动"可能招致两种不同的后果。若动而过极，或不顺天应人，则必有凶殃。

与"革"卦所说的"顺乎天而应乎人"一样，豫卦"顺以动"等论述，说明无论天道和人事，都不得违逆这一规律。唯有天、人的"顺以动"，才有风调雨顺、国泰民安。故《周易》"比"卦也强调"舍逆取顺"。

《黄帝内经》中，同样十分重视顺逆之理。这与《周易》哲学思想不无关系。

【参阅】

《灵枢·五乱》："五行有序，四时有分，相顺则治，相逆则乱。"

《灵枢·师传》："夫治民与自治，治彼与至此，治小与治大，治国与治家，未有逆而能治之也，夫惟顺而正也。"

《灵枢·一日分为四时》："顺天之时，而病可与期。顺者为工，逆者为粗。"

【原文】

☱☳随：元亨，利贞，无咎。

《彖》曰：随，刚来而下柔，动而说[1]，随。大亨，贞无咎，而天下随时。随时之义大矣哉！

《象》曰：……随。君子以向晦入宴息。

（《周易·随》）

【注释】

[1] 说：通“悦”。

【解读】

《周易》的《象》辞以为，随卦的“随”是一种良好的举动，有“随时”的意思。《象》辞又举例说明，人们入夜睡眠休息，就是“随时”的行为之一。从其字里行间，又可见“向晦入宴息”这种良好的生活卫生习惯，是古人所提倡的。

【原文】

☶ 蛊

《象》曰：……“利涉大川”，往有事也。

（《周易·蛊》）

【解读】

《左传·昭公元年》记载秦医和之说：“淫溺惑乱之所生也。于文，皿虫为蛊，谷之飞亦为蛊。在《周易》，女惑男，风落山，谓之蛊惑。皆同物也。”

古时有传说，南方人在皿器中养蛊虫以毒害人，故称蛊为“皿虫”。葛洪《肘后方》载有治中蛊毒方。中毒者“吐血或下血如烂肝”，“腹肉坚痛，面目青黄，淋露骨立，病变无常。”用败鼓皮、蘘荷根、茜草根、苦参、黄连、犀角、升麻等治疗。

有人又称各种原因所致的鼓胀为蛊病，有水蛊、虫蛊、血蛊等，包括现代所说的肝病腹水、血吸虫病。

清代医学家高士宗《医学真传·蛊》认为《周易》蛊卦所说的“往有事”，是“坏极而有事”。病蛊者脾土败坏，以至于极。

【参阅】

清·高世栻《医学真传·蛊》：“《易》曰：蛊，坏极而有事也。人病蛊者，脾土败坏，身不即死，复有事也。事，犹病也。腹胀而硬，紫筋浮露，脐平如鼓，外劲内空，毋论能食不能食，总百无一生……夫心、肺之病，其死也速；脾土之病，其死也迟。人见其迟也，而妄施汤药以治之，治之小愈，非真愈也，苟延时日而已。善治者，于始萌之日，从其本原而治之，不使败坏成蛊，医之功也。若已成而复药之，总无济矣。”

【原文】

䷔噬嗑

《象》曰：颐中有物，曰噬嗑。

六三，噬腊肉，遇毒，小吝，无咎。

（《周易·噬嗑》）

【解读】

《周易》解释“噬嗑”卦，认为其形象如“颐中有物”。

“颐中有物”，有吉有凶。如果吃腊肉而中毒，则导致疾病。“噬腊肉，遇毒”，实是古文献上最早的关于腊肉中毒的医学资料。

【原文】

䷖剥　不利有攸往。

《象》曰：剥，剥也，柔变刚也。不利有攸往，小人长也。顺而止之，观象也。君子尚消息盈虚，天行也。

（《周易·剥》）

䷗复，亨。出入无疾，朋来无咎。反复其道，七日来复。利有攸往。

《象》曰：复，亨，刚反；动而以顺行，是以出入无疾，朋来无咎。反复其道，七日来复，天行也。利有攸往，刚长也。复，其见天地之心乎？

《序卦》云：物不可以终尽，剥穷上反下，故受之以复。

（《周易·复》）

【解读】

剥卦和复卦，都是六十四卦之一。

剥卦的卦形是艮（☶）上坤（☷）下；复卦的卦形是坤（☷）上震（☳）下。

所谓“剥”，有剥蚀之意。天体运行，日月盈虚，是自然之道。剥蚀固非好事，但在《易》理的变化发展过程中，如同“否极泰来”一样，“剥极则复”，这是事物发展到极点所出现的一种情况。

据剥（䷖）卦分析，唯独上九爻是阳爻，其余都是阴爻。但如果上九爻也变成了阴爻，而初六爻变成了阳爻，则变成了复（䷗）卦。复有反复、来复的意思，即所谓“反复其道，七日来复”，“剥穷上反下，故受之以复”。

《易》“君子尚消息盈虚，天行也”，“反复其道，七日来复，天行也”，以及“物不可以终尽，剥穷上反下，故受之以复”的思想，影响到医学上，表现为医家对疾病病机好转方面的认识。如伤寒病六经传变，最终到了厥阴病阶段之后，若正气来复，则转归康复。

复（䷗）卦，实际是坤（䷁）卦的初六爻阴爻变成了阳爻。在所有的阴爻中有此一阳爻，就出现了生机，即所谓“贞上起元”。明代医学家张介宾提出“善补阴者必于阳中求阴，则阴得阳升而泉源不竭”（《景岳全书·补略》）。他所制的贞元饮，用熟地、当归补精血，用炙甘草益气，寓有“贞上起元”“阴得阳升”之理，是一张著名的方剂。

【参阅】

《素问·五常政大论》：“帝曰：其久病者，有气从不康，病去而瘠，奈何？岐伯曰：昭乎哉圣人之问也！化不可代，时不可违。夫经络以通，血气以从，复其不足，与众齐同，养之和之，静以待时，谨守其气，无使倾移，其形乃彰，生气以长，命曰圣王。故《大要》曰：无代化，无违时，必养必和，待其来复。此之谓也。”

《类经·论治类》：“此引古论，以明化不可代，时不可失，不可不养，不可不和，以待其来复，未有不复者矣。来复之义，即《易》之复卦，一阳生于五阴之下，阳气渐回则生意渐长，同此理也。”

【原文】

䷗复

不远之复，以修身也。

（《周易·复》）

【解读】

古人论述《易》卦哲学思想的形成，谓“近取诸身，远取诸物”。反之，也近取诸身，远取诸物，以对事物情状进行考量、推理与反思。

复卦所谓的“不远之复”，就在于“近取诸身”，即“修身”，在于修养身心，以提高品德。

《论语·学而》说：“吾日三省吾身。”同书《先进》又说：“三复白圭。”勤于反省，再三反复，是“修身”的一种重要举措。

【原文】

䷘无妄

无妄之疾，勿药有喜。

《象》曰：无妄之药，不可试也。

无妄之灾，或系之牛，行人之得，邑人之灾。

（《周易·无妄》）

【解读】

“无妄之灾，或系之牛，行人之得，邑人之灾”，是说系着的牛被路人牵走了，却使邻近的人平白无故地受到牵累。这实际是一种譬喻。后即以“无妄之灾”称意外的灾祸。

“无妄之疾，勿药有喜。”勿药，谓可不药自愈。

“无妄之药，不可试也。”是指没有根据地用药，切不可轻试。

后人将“勿药有喜”作为病愈之典，或指妇女怀孕。也有称养生为“勿药”，如黄庭坚《和答外舅孙莘老》诗云：“浩然养灵根，勿药有神助。”清代汪昂的《勿药元诠》、尤乘的《勿药须知》，都是养生书籍。

此外，人们形容预防疾病也说是“勿药有喜”。如清嘉庆时南海邱熺传西洋引痘之术，活人无数，将其种痘经验著成《引痘略》一书，曾燠题字云“勿药有喜”。

【参阅】

《新唐书·裴潾传》：“有布衣张皋者，上疏曰：神虑淡则血气和，嗜欲胜则疾疹作。古之圣贤务自颐养，不以外物挠耳目、声色败情性，由自和平自臻，福庆用昌。在《易》，无妄之疾，勿药有喜；在《诗》，自天降康，降福穰穰。此天人符也。然则，药以攻疾，无疾不用药也。高宗时，处士孙思邈达于养生，其言曰：人无故不应饵药。药有所偏助，则脏气为不平。推此论之，可谓达生至理。”

【原文】

䷚颐　贞吉；观颐，自求口实。

《彖》曰：颐，贞吉，养正则吉也。观颐，观其所养也。自求口实，观其自养也。天地养万物，圣人养贤以及万民，颐之时大矣哉！

《象》曰：山下有雷，颐。君子以慎言语，节饮食。

（《周易·颐》）

【解读】

颐，为六十四卦之一。颐，象征人的下巴，又有保养的意思。《易·序卦》：“颐者，养也。”因而，《易》还有“自求口实，观其自养”和“慎言语，节饮食”的含义。可见，颐卦与养生的关系特别密切。

后人又称养生为“颐生”，又称“颐养”。明代医家李中梓著《颐生微论》，书名实本于《周易》。

【参阅】

清·屈大均《翁山文外》卷二："养生之道，莫先于饮食。《易》之颐言自求口实，而夫子以观其自养释之。自养，则以节饮食释之。然而，饮食而不知其味，则亦何以能节？知味者何？知其正，复知其反。知其正则为养生之吉，否则为颠颐而已矣。"（颠颐，养生之害也。颐，养也。）

《新唐书·裴度传》："夫颐养之道，当顺适时候，则六气和平……道家法：春夏早起，取鸡鸣时；秋冬晏起，取日出时。盖在阳胜之以阴，在阴胜之以阳。"

【原文】

☵ 习坎

《象》曰：水洊[1]至，习坎[2]。

（《周易·坎》）

【注释】

[1] 洊（jiàn）：通"荐"。再次的意思。

[2] 习：《说文》："习，数飞也。"在此也有再次之意。

【解读】

坎，为八卦之一，卦形☵。又为六十四卦之一，☵下☵上。《象》曰："水洊至，习坎。"王弼注："不以习为隔绝，相仍而至，习乎坎也。"

坎，象征水。在中医学中象征"肾水"。由于身中有真阳之气，命门总主乎两肾，故☵又象征命门。

明孙一奎《医旨绪余·命门图说》："滑伯仁《难经本义》注曰：命门其气与肾通，则亦不离乎肾，其习坎之谓欤。坎者，水也。《易》谓上下二坎相重，阴而又阴，故曰习坎。"

【参阅】

明·赵献可《医贯·内经十二官论》:"命门即在两肾各一寸五分之间，当一身之中，《易》所谓一阳陷于二阴之中，《内经》曰七节之旁，中有小心是也。名曰命门，是为真君真主，乃一身之太极，无形可见，两肾之中是其安宅也。"

明·张介宾《类经附翼·求正录·三焦包络命门辨》:"水象外暗而内明，坎卦内奇而外偶。肾两者，坎外之偶也；命门一者，坎中之奇也。一以统两，二以合一。是命门总主乎两肾，而两肾皆属于命门。故命门者，为水火之府，为阴阳之宅，为精气之海，为死生之窦。"

【原文】

䷞咸　亨。利贞。

《彖》曰：咸，感也……二气感应以相与……天地感而万物化生，圣人感人心而天下和平。观其所感，而天地万物之情可见矣！

（《周易·咸》）

【解读】

《周易》咸卦（䷞），论述了阴阳二气的"感应"作用问题。认为万物之化生，必由"二气感应以相与"。这与《老子》"道生一，一生二，二生三，三生万物"的哲理是一致的。

【原文】

䷟恒

《彖》曰：恒，久也……天地之道，恒久而不已也……日月得天而能久照，四时变化而能久成，圣人久于其道而天下化成。观其所恒，而天地万物之情可见矣！

《象》曰：恒。君子以立不易方。

不恒其德，或承之羞。

《象》曰："不恒其德"，无所容也。

恒其德，贞。

（《周易·恒》）

【解读】

《周易》恒卦（䷟），提倡恒久的必要性。同样从天道谈到人事。认为天地之道、日月之照，四时之变化，以及圣人之道行于天下，无不在于恒久。

至于君子自立于世，也必须"恒其德"。

孔子曾说："人而无恒，不可为巫医。"也要求医生必须"恒其德"，全心全意，以救死扶伤为己任。

【参阅】

《周易·家人》："君子以言有物而行有恒。"

【原文】

䷥睽

天地睽[1]而其事同也……万物睽而其事类也。睽之时用大矣哉！

（《周易·睽》）

【注释】

［1］睽：违背，不合。《易·序卦》："睽者，乖也。"

【解读】

通过审察天地万物的区别，而知事物的类同。这是古人最基本的一种认识方法。万事万物之类属于阴阳、五行，也正是这种思想方法和决定的。这也就是所谓"取象比类""别异比类"。在《黄帝内经素问》中记载最详。

【参阅】

《素问·金匮真言论》："东方青色，入通于肝，开窍于目，藏精于肝。其病发惊骇，其味酸，其类草木……是以知病之在筋也……南方赤色，入通于心，开窍于耳，藏于心，故病在五脏。其味苦，其类火……是以知病之在脉也……中央黄色，入通于脾，开窍于口，藏精于脾，故病在舌本。其味甘，其类土……是以知病之在肉也……西方白色，入通于肺，开窍于鼻，藏精于肺，故病背。其味辛，其类金……是以知病之在皮毛也……北方黑色，入通于肾，开窍于二阴，藏精于肾，故病在膝。其味咸，其类水……是以知病之在骨也。”

【原文】

☶☱损

《彖》曰：损，损下益上，其道上行。损刚益柔，有时损益盈虚，与时偕行。

《象》曰：山下有泽。损，君子以惩忿窒欲。

六四：损其疾，使遄有喜，无咎。

《象》曰：“损其疾”，亦可喜也。

☴☳益

《彖》曰：益，损上益下，民悦无疆……凡益之道，与时偕行。

《象》曰：风雷，益。

（《周易·损》）

【解读】

损卦和益卦，都是六十四卦之一。

损卦的卦形是艮卦在上，兑卦在下。艮为山，兑为泽，故曰“山下有泽”。益卦的卦形则是巽上震下。巽为风，震为雷，故曰“风雷，益”。

损与益往往相提并论，有辩证关系。因而，损卦有“损下益上”，“损刚益柔”和“损益盈虚”等说法。

“损下益上”，固然其道逆行，但“损上”“损刚”则是合乎“天道”的，正如《老子》所说：“天之道，损有余而补不足。”

联系到医学方面。“损其疾”，即去其病，故说可喜。而“惩忿窒欲”

则是养生的重要措施，正如《备急千金要方·道林养生》所说："纵情恣欲，心所欲得，则便为之，不拘禁忌，欺罔幽明，无所不作，自言适性，不知过后，一一皆为病本。"

对于疾病的治疗，同样以损有余、益不足为原则。

《灵枢·热病》："盈其不足，损其有余，乃可复也。"《素问·奇病论》引《刺法》曰："无损不足、益有余，以成其疹。"

后张仲景《金匮要略·脏腑先后病脉证》说："问曰：上工治未病何也？师曰：夫治未病者，见肝之病，知肝传脾，当先实脾。四季脾旺不受邪，即勿补之……经曰：虚虚实实，补不足，损有余。是其义也。余脏准此。"

【参阅】

《尚书·虞书·大禹谟》："满招损，谦受益。"

《潜夫论·遏利》："是以持盈之道，挹而损之，可以免于亢龙之悔、乾坤之衍矣。"

【原文】

君子以见善则迁，有过则改。

（《周易·益·象》）

【解读】

"见善则迁，有过则改"，是人之美德。有此美德，必然受益。

无论是为人，还是治学，均可将《周易》之语作为座右铭。

【原文】

损刚益柔有时。损益[1]盈虚，与时偕行。

（《周易·损·彖》）

凡益之道，与时偕行。

（《周易·益·彖》）

日中则昃，月盈则食，天地盈虚，与时消息，而况于人乎？

（《周易·丰·彖》）

【注释】

［1］益：在此意为“实”，与“虚”相对。

【解读】

刚与柔，是相对的；益与虚，也是相对的。《易经》损卦，在这里主要强调的是“损刚”与“损益”。当然，同时还必须“益柔”和“盈虚”。

《易》还提醒人们，凡损益“有时”，还应该“与时偕行”，即必须掌握好时机，而且还应该随着时间的推移、情况的变化而考虑如何进行损益。凡有益之事，又当不断地进行。当今所强调的“与时俱进”，实本是《周易》思想的继承。

《老子》“天之道，损有余而补不足”，实与《易》“损刚益柔”“损益盈虚”之理是一脉相承的。

《抱朴子·极言》则将“损益”联系到“治身养性”，说：“凡夫不徒不知益之为益也，又不知损之为损也。夫损，易知而速焉；益，难知而迟焉。人尚不悟其易，安能识其难哉？夫损之者如灯火之消脂，莫之见也，而忽尽矣；益之者如苗禾之播殖，莫之觉也，而忽茂矣。故治身养性，务谨其细，不可以小益为不平而不修，不可以小损为无伤而不防。”在此，葛洪所说的“不可以小益为不平而不修”，亦属于《周易》所谓“益之道”。

【参阅】

《周易·系辞》：“日往则月来，月往则日来，日月相推而明生焉。寒往则暑来，暑往则寒来，寒暑相推而岁成焉。”

【原文】

䷰革

《彖》曰：……天地革而四时成……顺乎天而应乎人。革之时大矣哉！

（《周易·革》）

【解读】

由于天地的变革而形成春、夏、秋、冬四时。这是一种自然规律。因而人也必须顺应这一规律。由此可见，变革实有其重大的时间意义。

"顺乎天而应乎人"，是《周易》所提出的重要问题。不仅见于"革"卦《彖》辞，而且"兑"卦的《彖》辞也指出应做到"顺乎天而应乎人"，可见"顺天应人"的意义是颇为广泛的，而不只局限于变革一方面。

【参阅】

《周易·下经》说："彖曰：兑，说也。刚中而柔外，说以利贞，是以顺乎天而应乎人。"

【原文】

䷴渐

九三，鸿渐于陆……妇孕不育，凶。

《象》曰：……妇孕不育，失其道也。

九五，鸿渐于陵，妇三岁不孕，终莫之胜，吉。

《象》曰：终莫之胜，吉。得所愿也。

（《周易·渐》）

【解读】

《周易》渐卦分析妇女怀孕与否的情况有两种。一为"妇孕不育"，"失其道"，即不正常，故说"凶"；一为虽然三年不孕，但终于能得其所愿，故曰"吉"。

这是我国古代传世文献中关于妇女怀孕生育问题的最早记载。

【原文】

鸿渐于磐，饮食衎衎[1]，吉。

《象》曰：饮食衎衎，不素饱[2]也。

（《周易·渐》）

【注释】

［1］衎（kàn）衎：和乐貌。

［2］素饱：素，素常。素饱，常饱。

【解读】

古人以鸿鹄渐升于磐石，形象地比喻凡欲饮食和乐，必须渐进，不能经常过量饱食。

【参阅】

《备急千金要方·养性》："善养性者，先饥而食，先渴而饮。食欲数而少，不欲顿而多，则难消也。常欲令如饱中饥，饥中饱耳……每食不用重肉，喜生百病。常须少食肉，多食饭……又云夜勿过醉饱。"

【原文】

䷶丰

丰其蔀[1]。日中见斗，往得疑疾。

（《周易·丰·象》）

【注释】

［1］丰其蔀：遮蔽。蔀，王弼注："蔀，覆暖，障光明之物也。"

【解读】

《周易》所说的"日中见斗，往得疑疾"，其对于"疑疾"的记载文字早于医籍，叙述了一种心理疾病的症状和病名。

【原文】

䷶丰

折其右肱，无咎。

《象》曰：……折其右肱，终不可用也。

（《周易·丰》）

【解读】

这是《周易》对于肱骨骨折及其预后的最早记载，可补古医籍内容的缺失。

【原文】

䷻节

《彖》曰：节，亨。天地节而四时成。节以制度，不伤财，不害民。

《象》曰：……节。君子以制数度。

《象》曰："不节之嗟"，又谁咎也？

安节。亨。吉。

（《周易·节》）

【解读】

在《周易》六十四卦中，有节卦。其《彖》辞说："天地节而四时成。"讲的是时节，是天道。推诸人事，则认为"节"有了制度，则既不伤财，又不害民。因而说"安节，亨，吉"。反之，若凡事不知有"节"，则往往会自取其咎。

后此，儒家所提倡的"中节"，医家所强调的饮食有节等等与《周易》"节"卦所说，实是一贯的思想。

【原文】

䷾既济，小利贞。

《象》曰：水在火上，既济。君子以思患而豫防之。

（《周易·既济》）

䷿未济。

《象》曰：火在水上，未济。君子以慎辨物居方。

上九《象》曰饮酒濡首，亦不知节也。

（《周易·未济》）

【解读】

既济和未济，皆为六十四卦之一。

既济卦，卦形为坎卦在上，离卦在下。坎为水，离为火，即水在火上。水升火降，成水火既济之象。水火既济是好现象，但是君子还在思想上防其未济。

在中医学中，常以坎、离代表水火，如肾水能升于上，心火能降于下，则为水火既济之象，而无阴亏阳亢的病患。朱震亨《格致余论》所说“心为火居上，肾为水居下，水能升而火能降，一升一降，无有穷已”，而使“阴阳比附”而不分离。

道家言养生，也强调使心火下降，肾水上升，所谓“水火交，永不老”。

在古方中，也有以“既济”作为名称的，如既济丹、坎离既济丸等，用以治疗水火不交的病证。

未济卦，卦形与既济相反，是离卦在上，坎卦在下。即象征着火在水上。由于水润下，火炎上，两者不能相交，而为“水火不交”的未济。

由于水、火的位置有问题，所以君子“慎辨物居方”，考虑如何方能“既济”。《易》所说的饮酒不知节，醉后以酒浇头，也属一种颠倒错乱的现象。所以也是“未济”之象。

在中医临床上，病人肾水不足，心火炎上，则现阴虚阳亢的病证，故须用“泻心火，补肾水”的方法进行治疗。金代医家刘完素认为，病阳盛阴虚，则水亏火旺，如头目昏眩，耳鸣或聋，上气喘咳，涎唾稠黏，口苦舌干，咽喉不利，肢体焦痿，筋脉拘挛，中外燥涩，便溺闭结等症不一而足，甚则为中风，病消渴。对于中风，刘氏更强调其病机多属“心火暴盛，肾水虚衰”，而创内风火盛之说；消渴症，亦因肾水不胜心火而现上下俱热之证，故主张益肾水，降心火，养阴退阳，使“未济”渐臻于“既济”。

【参阅】

明·庄忠甫《叔苴子内篇》卷六:“水下闭则上溢，故养精者津必润;水下泄则上枯，故多欲者喉必渴。水在火上为既济，既济者物由所生也;水在火下为未济，未济者物所由坏也。通二卦之义，而生民之道思过半矣。”

清·胡谓《易图明辨》卷五:“《朱子语类》曰:《参同契》所言坎离、水火、龙虎、铅汞之属，只是互换其名，其实则精、气二者而已。精，水也，坎也，龙也，汞也;气，火也，离也，虎也，铅也。其法以神运精气而为丹……’则水火固济而不相离，所以能永年也。养生家说尽千言万语，说龙说虎，说铅说汞，说坎说离，其术止是如此而已。”

二、宇宙论

宇宙论是哲学中有关研究宇宙起源及其结构等问题的论述。西方有学者认为属于“理性的理论科学”范畴。

古人根据天文观测，结合哲学推理，发表了不少有关宇宙问题的论说。

宇宙虽大虽远，但与人的关系十分密切。考诸《黄帝内经》等医书，可知我国古代的宇宙论实与医理相通，不可分割。

先秦哲学家论天地的形成，本之于“气”。认为宇宙间的一切，皆是“气”的变化；其聚散变化的动力，乃是宇宙的本源，即《易》所谓“大哉乾元，万物资始，乃统天”。

推而论之，大而天地，小而蚊蚋，包括人类，无不属于自然物质，而遵循一定的规律而变化，故曰：“天地与我并生，万物与我为一。”

万物虽殊，而原质实同，其本归一的哲学思想，为先秦哲学家所具同。尤其在东周之后，将其推行到各个方面，而为诸子之学。然而，关于宇宙论的大义，诸子实同，故为我国古代哲学之根本。

《老子》说：“有物混成，先天地生。寂兮寥兮，独立而不改，周行而不殆。可以为天下母，吾不知其名，字之曰道。”指的就是宇宙之气的动力和规律。

《庄子》论宇宙的发生，大致由“无”而为一气，由气而生物、成形、有性。若返于初始，则又“与天地为合”。《庄子·田子方》记载老子“游心于物之初”，对孔子说：至阳、至阴“两者交通，成和而物生”。

此后，晋张湛注的《列子·天瑞》以为“因阴阳以统天地”，有太易未见气、太初气之始、太始为之始、太素质之始之说。又云：“积气之成乎天……积形之成乎地。”“清轻者上为天，浊重者下为地，冲和气者为人。”其说与《素问·阴阳应象大论》“积阳为天，积阴为地”相同。

《吕氏春秋》“九野”的记载，可与《灵枢》《素问》相参。又关于“圜道”的学说，与《内经》所论的医学问题颇多关涉。

《鹖冠子》的“环流”说，同于“圜道”，亦属古哲学中的宇宙论内容。

《淮南子·天文训》云：“道曰规，始于一，一而不生，故分为阴阳，阴阳合而万物生。”又说：“道始于虚廓，虚廓生宇宙，宇宙生气……清轻者薄靡而为天，重浊者凝滞而为地。”也属古代的宇宙论。同书《俶真训》记载：“有始者，有未始有有始者，有未始有夫未始有有者也；有有者，有无者，有未始有有无者，有未始有夫未始有有无也。”亦为古哲学中的宇宙论，并因之而论及事物变化无极，生死无异。同时《诠言训》还说：“未造而成物，谓之太一。同出于一，所为各异……谓之分物。”

《春秋繁露》又简要地指出：“属万物于一，而系之气。”

《论衡》一书，肯定了《周易》及儒家、道家的宇宙论，以为“说《易》者曰元气未分，浑沌为一，儒书又言溟涬濛澒，气未分之类也；及其分离，清者为天，浊者为地……儒书之言，殆有所见”。又说：“黄老之家，论说天道，得其实矣。”

《素问·天元纪大论》记载《太始天元册》文曰：“太虚寂寥，肇基化元，万物资始，五运终天，布气真灵，揔统坤元，九星悬朗，七曜周旋，曰阴曰阳，曰柔曰刚，幽显既位，寒暑弛张，生生化化，品物咸章。”又《五运行大论》曰：“地为人之下，太虚之中者也……大气举之也。”这些精彩论述，记载于医书，都属于古代的宇宙论。可与《周易》、诸子之文参读。

【原文】

有物混成，先天地生；寂兮寥兮，独立而不改，周行而不殆；可以为天下母。吾不知其名，字之曰道……人法地，地法天，天法道，道法自然。

（《老子·二十五章》）

【解读】

老子认为，“道”无声、无形，而独立存在于有天地之先。实指自然的规律，不因有声、有形之器物而生。

由于道本自然，故法道者，法其自然而已。

以上论说，也原于古代宇宙论的内容。

吕思勉先生认为，宇宙间一切现象，只是一气之变化而已。气之变化归之于一种动力。然则此种动力，乃宇宙之根源。其《经子解题·论读子之法》说：“故此种动力，古人视为伟大无伦。《易》曰：大哉乾元，万物资始，乃统天。……《老子》曰：有物混成，先天地生；寂兮寥兮，独立而不改，周行而不殆；可以为天下母。吾不知其名，字之曰道。皆指此种动力言之。夫如是，则天地亦如遵循自然之律而动作而已。”

【原文】

夫物芸芸，各复归齐根。归根曰静，是曰复命，复命曰常。

（《老子·十六章》）

为天下溪，常德不离，复归于婴儿……为天下式，常德不忒，复归于无极……为天下谷，常德乃足，复归于朴[1]。朴散则为器。

（《老子·二十八章》）

【注释】

[1] 朴:《老子》指原始自然质朴的存在，亦即“道”。

【解读】

“常德”，即常道。指恒久不易或变化的规律。

《老子》认为，守“常德”则可以返本。

所谓“朴散则为器”，谓“朴”的散失，就成为世间的具体器物。

《老子》之旨，乃言自末而返本，由本而为末。

吕思勉先生《经子解题·老子》说：“古代哲学之宇宙论，以为万物同出一原……万物同出一原，则现象虽殊，原理自一。此形形色色之现象，老子喻之以“器”；而未成万物前之原质，则老子喻之以“朴”。其曰“朴散而为器者”，犹曰原质分而为万物耳。夫同一原质，断未有不循同一定律者；至其散而为万物，则有难言者矣。《老子》一书，反复推阐，不外谓朴散为器之后，仍当遵守最初之原理。”

【原文】

泰初[1]有无，无有无名。一之所起，有一而未形。物得以生谓之德；未形者有分，且然无间，谓之命；留动而生物，物成生理，谓之形；形体保神，各有仪则[2]，谓之性。性修反德，德至同于初。同乃虚，虚乃大。合喙[3]鸣，喙鸣合，与天地为合。其合缗缗[4]，若愚若昏，是谓玄德[5]，同乎大顺。

（《庄子·天地》）

【注释】

［1］泰初：亦作“太初”。谓天地元气始萌时。

［2］仪则：仪表法则。

［3］喙：鸟兽的嘴。

［4］缗缗：缗，钓丝。缗缗，比喻吻合如丝。

［5］玄德：喻幽深微妙、高远莫测的“道”。

【解读】

《庄子》此文为古代哲学中的宇宙论，其言极要。大致以为宇宙从无而有一气，由之而发生生命形、性。若返还到初起时，则又与天地合一。

【参阅】

《庄子·天地》:“泰初有无。”成玄英疏:“泰,太;初,始也。元气始萌,谓之太初,言其气广大,能为万物之始本,故名太初。”

【原文】

孔子见老聃,老聃新沐,方将被发而干,慹然[1]似非人。孔子便而待之,少焉见,曰:丘也眩与,其信然与?向者先生形体掘[2]若槁木,似遗物离人而立于独也。老聃曰:吾游心于物之初。孔子曰:何谓邪?曰:心困焉而不能知,口辟焉而不能言,尝[3]为女[4]议乎其将[5]:至阴肃肃,至阳赫赫;肃肃出乎天,赫赫出乎地;两者交通,成和而物生焉,或为之纪[6]而莫见其形。消息满虚,一晦一明,日改月化,日有所为,而莫见其功。生有所乎萌,死有所乎归,始终相反乎无端,而莫知乎其所穷。非是也,且孰为之宗[7]!

(《庄子·田子方》)

【注释】

[1]慹(zhè)然:不动貌。

[2]掘:同“倔”,倔强。

[3]尝:试。

[4]女:汝。

[5]将:可能、未必的意思。

[6]纪:纲纪。

[7]宗:宗本。

【解读】

《庄子·田子方》述孔子见老聃,老聃殚思竭虑,“游心于物之初”,想象万物初生时的状况,而为孔子言说。

老聃所说“至阴”“至阳”的“至”,有极、最或大的意思。其所谓至阴出乎天,至阳发乎地,两者交通,即地气上腾,天气下降,阴升阳降，互为其根之意，亦同于《易》"天地交泰"之理。《老子》所说"道生一，一生二，二生三，万物负阴而抱阳，冲气以为和"，与"两者交通，成和而物生焉"相符。在此，老聃认为日、月的晦明，生死之相反，无端无穷，其宗本实在于自然之道。

《田子方》篇的记载，乃是老聃所发的宇宙论。

【参阅】

《素问·阴阳应象大论》："阴阳者，天地之道也，万物之纲纪，变化之父母，生杀之本始，神明之府也。治病必求于本。"

【原文】

子列子曰：昔者圣人因阴阳以统天地。夫有形者生于无形，则天地安从生？故曰：有太易，有太初，有太始，有太素。太易者，未见气也；太初者，气之始也；太始者，形之始也；太素者，质之始也[1]。气、形、质具而未相离，故曰浑沦。浑沦者，言万物相浑沦而未相离也。视之不见，听之不闻，循之不得，故日易也。易无形埒[2]，易变而为一，一变而为七，七变而为九。九变者，究（穷）也，乃复变而为一……一者，形变之始也。

清轻者上为天，浊重者下为地，冲和气[3]者为人；故天地含精，万物化生。

（《列子·天瑞》）

【注释】

［1］有太易……质之始也：此段文字，又见《易正义八论》引《乾凿度》。

［2］埒：形状，界域。《淮南子·俶真训》："所谓有始者，繁愤未发，萌兆于孽，未有形埒垠堮。"又《本经训》："含气化物，以成埒类。"

［3］冲和气：指阴阳二气冲和，《老子》"万物负阴而抱阳，冲气以为和。"

【解读】

《列子》一书，虽学者多认为是晋人张湛所伪托，但其文多存古义。

《列子·天瑞》认为从无形而有形，生成天地。其先后顺序，由“未见气”，至“气之始”；由“形之始”，到“质之始”。在其最初，浑沦为一，气、形、质并未相离，由之而发生“形变”。其所谓“形变”，即轻清者上而为天，重浊者下而为地，阴阳之气，冲和而为之人，同时也包括万物的化生。

《易正义八论》引《乾凿度》有“夫有形者生于无形……太素者，质之始”等文字，与《列子·天瑞》相同。从哲学的观点，以气之聚散讨论了宇宙的产生问题。

《黄帝内经素问》，是中医学经典著作，记载了先秦至汉代的医学成就。对于书名《素问》的含义，不少学者曾做过探索。北宋校正医书局医官高保衡、林亿的解说，引用了古人“太易”“太初”“太始”“太素”之说，认为“太素者，质之始也。气、形、质具而痾瘵由是萌生，故黄帝问此太素，质之始也。《素问》之名，义或由此。”

又《列子》所说的“清轻者上为天，浊重者下为地”，与《素问·阴阳应象大论》“故积阳为天，积阴为地……阳化气，阴成形……故清阳为天，浊阴为地”同义。

【参阅】

《重广补注黄帝内经素问》卷第一新校正云：“所以名《素问》之义，全元起有说云：素者，本也；问者，黄帝问岐伯也。方陈性情之源，五行之本，故曰《素问》。元起虽有此解，义为甚明。按《乾凿度》云：夫有形生于无形，故有太易，有太初，有太始，有太素。太易者，未见气也；太初者，气之始也；太始者，形之始也；太素者，质之始也。气、形、质具而痾瘵由是萌生，故黄帝问此太素，质之始也。《素问》之名，义或由此。”

【原文】

长卢子[1]闻而笑曰：虹蜺也，云雾也，风雨也，四时也，此积气之成乎天者也。山岳也，河海也，金石也，火木也，此积形之成乎地者也。

（《列子·天瑞》）

【注释】

［1］长卢子：《汉书·艺文志》：道家有“长卢子”九篇。注云：楚人。

【解读】

《黄帝内经素问·阴阳应象大论》曰：“故积阳为天，积阴为地。”其所谓“积阳”，即长卢子所说的“积气”；而所谓“积阴”，即是“积形”。读《列子·天瑞篇》此文，而《素问》“积阳为天，积阴为地”之义自明。

【参阅】

《北堂书钞》一五七，《太平御览》三十七，并载《吕氏春秋》佚文：“长卢子曰：山岳、河海、水金石火木，此积形而成乎地也”。

【原文】

殷汤[1]问于夏革[2]曰：古初有物乎？夏革曰：古初无物，今恶得物？后之人将谓今之无物，可乎？

殷汤曰：然则物无先后乎？

夏革曰：物之终始，初无极已。始或为终，终或为始，恶知其纪？然自物之外，自事之先，朕所不知也。

（《列子·汤问》）

【注释】

［1］殷汤：张湛注：姓子，名履，字天乙。

［2］夏革：张湛注：夏棘，字子棘，为汤大夫。革，《庄子》音棘。

【解读】

古人论宇宙原始，率以为有气而后有形，有形而后有质。《列子·汤问》则谓人多能知有，而不能知死；时间之起迄，空间的际限，实非人所能知；人所能知，实以认识所及为限。其意谓人所不知之事多，故不可据其所知而疑其所不知。其论说除宇宙论外，又深入到认识论之堂奥。

夏革“物之终始，初无极已，始或为终，终或为始”的认识，实同于“圜道”之说。

【原文】

列星随旋，日月递照，四时代御，阴阳大化，风雨博施，万物各得其和以生，各得其养以成。不见其事，而见其功，夫是之谓神。

（《荀子·天论》）

【解读】

万物的生成由于阴阳之气的化育和养。荀子称自然造化为“神”，而无其他神秘的意义。

【原文】

何谓九野？中央曰钧天，其星角、亢、氐；东方曰苍天，其星房、心、尾；东北曰变天，其星箕、斗、牵牛；北方曰玄天，其星婺女、虚、危、营室；西北方曰幽天，其星东壁、奎、娄；西方曰颢天，其星胃、昴、毕；西南方曰朱天，其星觜、参、东井；南方曰炎天，其星舆、鬼、柳、七星；东南方曰阳天，其星张、翼、轸。

（《吕氏春秋·有始》）

【解读】

古代称天的中央和八方为“九野”。二十八星宿分列为“九野”。《吕氏春秋·有始》及《淮南子·天文训》“九野”之名相同，《广雅·释天》谓：东方皡天，南方赤天，西方成天；其余亦相同。

古人还认为，地上的各州、都、邦国与“九野”各天区相对应。该天区发生的天象预兆对应地方的吉凶。

古代中医学强调天、地、人之理相通。《灵枢》《素问》论述“九针”时也联系到“九野”。如《素问·针解》曰：“夫一天，二地，三人，四时，五音，六律，七星，八风，九野，身形亦应之，针各有所置，故曰九针。”又曰：“人九窍，三百六十五络应野。”

《灵枢·九针》也论“身形应九野”，以为“九野也，野者人之节解、皮肤之间也。”若“淫邪流溢”于身，如风水之状，而溜不能过于机关大节者，制大针以治之。同书《九针十二原》说：“大针者，尖如挺，其锋微圆，以泻机关之水也。”

另《素问》也以人的“九藏”比为“九野”，如《六节藏象论》说：“九野为九藏，故形藏四神藏五，合为九藏以应之。”又《三部九候论》说：“九野为九藏，故神藏五，形藏四，合为九藏。”其所谓“神藏”是指五藏言，即肝藏魂，心藏神，脾藏意，肝藏魄，肾藏志；所谓“形藏”是指头角、耳目、口齿、胸中。

除以“人形应九野”之外，《素问》运气学说还论及五天之气，经于“九野”诸星宿的问题。传说上古观察天象时，见天气的运行有五色之气横亘星空，故有五天之气经天的说法，认为这是自然的规律。

【参阅】

《素问·五运行大论》引上古《太始天元册》文说：“丹天之气，经于牛、女戊分，黅天之气经于心、尾己分；苍天之气经于危、室、柳、鬼；素天之气，经于亢、氐、昴、毕；玄天之气经于张、翼、娄、胃。所谓戊己分者，奎、壁、角、轸，则天地之门户也。”

【原文】

天道圜[1]，地道方。圣王法之，所以立上下。

何以说天道之圜也？精气一上一下，圜周复杂，无所稽留，故曰天道圜。

日夜一周，圜道也。月躔[2]二十八宿[3]，轸与角属，圜道也。精行四时，一上一下，各与遇，圜道也。物动则萌，萌而生，生而长，长而大，大而成，成乃衰，衰乃杀，杀乃藏，圜道也。

以言说一。一不欲留，留运为败，圜道也。一也，齐至也，莫知其原，莫知其端，莫知其始，莫知其终，而万物以为宗。

日夜不休，宣通下流……还周复归，至于主所，圜道也。令圜，则可不可，善不善，无所壅矣。无所壅者，主道通也。

（《吕氏春秋·圜道》）

【注释】

［1］圜：①读作 huán，通“环”。环绕。《列子·说符》：“圜流九十里”。②读作 yuán，同“圆”。指天体。《易·说卦》：“乾为天，为圜。”《楚辞》：“圜则九重，孰营度之？”

［2］躔（chán）：历行。日月星辰运行的度次。

［3］二十八宿：我国古代天文学将全天的恒星分为三垣、二十八宿和其他星座。二十八宿是：东方青龙七宿（角、亢、氐、房、心、尾、箕），南方朱雀七宿（井、鬼、柳、星、张、翼、轸），西方白虎七宿（奎、娄、胃、昴、毕、觜、参），北方玄武七宿（斗、牛、女、虚、危、室、壁）。

【解读】

圜道之理早具于《周易》，而圜道之称首载于《吕氏春秋》。

《易·说卦》曾说：“乾为天，为圜。”《楚辞·天问》云：“圜则九重，孰营度之？”其所谓“圜”，乃是指天体的运行。

《吕氏春秋》则视“圜”为一种自然规律，称之为“圜道”，并明确指出，“精气一上一下，圜周复杂，无所稽留，故曰天道圜。”诸如日、月、星辰的运行，春、夏、秋、冬四时的递变，万物的萌生、成长、衰老、死亡，其过程也属于圜道。

事实上，古代医家对圜道也颇有研究。如《灵枢·经水》所论，人身十二经脉“内外相贯，如环无端”，符合圜道之理。同书《营气》，论营气之道“行于经隧，常营无已，终而复始”，亦属圜道。又《营卫生会》曰：“营行脉中，卫行脉外，营周不休，五十而复大会，阴阳相贯，如环无端。”同样为圜道。

同时，《素问·六节藏象论》曰：“五运相袭而皆治之，终朞之日，周而复始，时立气布，如环无端。”又《阴阳应象大论》说：“生长收藏，周而复始。”“地气上为云，天气下为雨”，“气归精……精化为气。”以及《素问·六微旨大论》：“出入废则神机化灭，升降息则气立孤危。故非出入则无以生长壮老已，非升降则无以生长化收藏。”都是圜道之理。甚至，古代养生家的导气之术也是如此。出土的医学文物行气玉杖首铭文云：“行气，深则蓄，蓄则伸，伸则下，下则定，定则固，固则萌，萌则长，长则退，退则天，天几舂在上，地几舂在下，顺则生，逆则死。”显然与圜道之理相符。后世导气者有“小周天”“大周天”之称。其所谓“周天”，即圜道也。

金时医学家李东垣以“圜道”之理参合医理，其《脾胃论·脾胃虚则九窍不通论》说：“经言岁半以前天气主之，在乎升浮也……岁半以后地气主之，在乎降沉也……升已而降，降已而升，如环无端，运化万物，其实一气也。”他又认为“土”在升降浮沉和生长收藏的过程中居重要地位，推及人身，亦是同理。即脾胃属“土”，在脏腑精气的升降运动中起有枢纽作用。

此后，朱丹溪论人的生理，认为“阳往则阴来，阴往则阳来，一升一降，无有穷已”（《局方发挥》）。在五脏中，“心肺之阳降，肾肝之阴升”，而脾土居其中；“心为火居上，肾为水居下，水能升而火能降，一升一降，无有穷已”（《格致余论》）。凡此等等，无不与古人“圜道”之理相合。由此可见，《吕氏春秋》所说的圜道，乃是十分普遍的自然规律。

【参阅】

《脾胃论·天地阴阳生杀之理在升降浮沉之间》:“盖胃为水谷之海，饮食入胃，而精气先输脾归肺，上行春夏之令，以滋养周身，乃精气为天者。升已而下输膀胱，行秋冬之令，为传化糟粕，转味而出，乃浊阴为地者也。”

【原文】

音乐之所由来者远矣，生于度量，本于太一[1]……

太一出两仪[2]，两仪出阴阳。阴阳变化，一上一下，和而成章。浑浑沌沌，离则复合，合则复离，是谓天常。天地车轮，终则复始，极则复反，莫不咸当。日月星辰，或急或徐，日月不同，以尽其行。四时代兴，或暑或寒，或短或长，或柔或刚。万物所出，造于太一，化于阴阳……形体有处，莫不有声。声出于和，和出于适。和适，先王定乐，由此而生。

(《吕氏春秋·大乐》)

【注释】

[1] 太一：哲学术语。“太”为至高至极；“一”是绝对唯一的意思。

[2] 两仪：天地或阴阳，谓两体容仪。

【解读】

《庄子·天下》称老子之学“主之以太一”。故“太一”为老子之道的别名。

《吕氏春秋·大乐》认为，“道”不可为形，不可为名，强称之为“太一”，并提出“太一出两仪，两仪出阴阳”等说法。

《易·系辞上》说:“是故易有太极，是生两仪。”可见“太一”与“太极”之意相近。后人又以为即是“元气”。如《孔子家语·礼运》所说:“太一者，元气也。”亦即所谓“太极一气”。

《吕氏春秋》论音乐的产生，认为“生于度量，本于太一”。其所谓“太一”，即太极一气的意思，故而又有“万物所出，造于太一，化于阴阳”的说法，实谓本于自然。

古人对音乐的要求，是“和”“适”。这就是“先王定乐”的标准。

【原文】

天地合和，生之大经[1]也。以寒暑日月昼夜知之，以殊形殊能异宜说之。夫物合而成，离而生。知合知成，知离知生，则天地平矣。

（《吕氏春秋·有始》）

【注释】

［1］经：常道、规则。

【解读】

《吕氏春秋》所论的“合”和“离”，实是自然之道。除了《有始》所说的“物合而成，离而生”之外，同书《必己》还说：“夫万物之情……成则毁……合则离。”又《大乐》说：“离则复合，合则复离，是谓天常。”说明“离合”关系到四时代谢，万物生成。

“离合”的论说在《黄帝内经素问》中也有所体现，如《阴阳离合论》论阴阳的离合说：“故生因春，长因夏，收因秋，藏因冬。”认为四时寒暑与生长收藏属于一种“离合”。另外如人的三阴三阳经脉也有离合，所谓“阴阳䨀䨀，积传为一周，气里形表，而为相成也。”说明人身的阴阳之气，是通过经脉离合而表里相成的。

【原文】

天之不违，以不离一[1]。天若离一，反还为物。

人有分于处，处有分于地，地有分于天，天有分于时，时有分于数，数有分于度，度有分于一。

同而后可以见天，异而后可以见人，变而后可以见时，化而后可以见道。

（《鹖冠子·天则》）

【注释】

[1] 一：一气、一元。

【解读】

《天则》，其意思近似“天伦”。即今人所说的自然法则，为自然的道理。

《庄子·刻意》“一之精通，合于天伦。”《周易·乾·文言》“先天而天弗违”，《鹖冠子》所说的“天之不违，以不离一”，实是融合了《易》、道之理。以上所说的“一”，是一气、一原之意。

既然天地万物同出一原，则万物各有其所当处之分。如各当其分，斯为“至治”，即最完美的治理。

至于所谓“同而后可以见天，”即万物不离“一”，言自然之道；“异而后可以见人”，则也不忽视人的作用。同时，说明由于万物的变化，而显示了时间的变迁及自然的规律，所谓“变而后可以见时，化而后可以见道”。

《易·贲·彖》云：“观乎天文，以察时变；观乎人文，以化成天下。”又《恒·彖》云：“日月得天而能久照，四时变化而能久成，圣人久于其道而天下化成。观其所恒，而天地万物之情可见矣。”《鹖冠子·天则》的观点，是合符《易》理的。其合自然与人治为一，乃是我国哲学中的最古之义。

合自然与人治为一，也是中医学的最大特色，如《灵枢·邪客》所说：“人与天地相应。”又《岁露论》说：“人与天地相参也，与日月相应也。”

【原文】

有一[1]而有气，有气而有意[2]，有意而有图[3]，有图而有名，有名而有形。

物无非类，动静无非气。

物极则反，命曰环流。

（《鹖冠子·环流》）

【注释】

［1］一：指万物的普遍本质。《老子》："圣人抱一而为天下式。"《淮南子·诠言训》："一也者，万物之本也。无敌之道也。"

［2］意：流露的情态。

［3］图：显示出的事物之象。

【解读】

《鹖冠子·环流》认为，由于气的存在而显示种种名式的情态物象，从而有各种物类。凡物的动静，实是气的运动状态。当运动到了极点而出现的又一次循环，称"环流"。

从《鹖冠子》的论述，可见其认识到运动是物质存在的形式和固有属性。动是绝对的，而静是相对的。静只是"气"的运动的特殊形式，因而气的运动是不息的。运动与物质不可分离，它包括宇宙中所发生的一切变化及其过程。

然而，古人"物极则反"的"环流"说，是一种哲学思想，不能等同于现代物理学和化学所说。既不能理解为低级的机械运动，更不能用以解释高级的运动形式。

总之《鹖冠子》所说的"环流"，乃同于《吕氏春秋》的"圜道"。其所论说，属于古哲学中的宇宙论。

【原文】

道[1]始于虚廓[2]，虚廓生宇宙[3]，宇宙生气。气有涯垠[4]，清阳者薄靡而为天，重浊者凝滞而为地。清妙之合专[5]易，重浊之凝竭难，故天先成而地后定。

天地之袭[6]精为阴阳，阴阳之专[7]精为四时，四时之散精为万物。

积阳之热气生火，火气之精者为日；积阴之寒气为水，水气之精者

为月；日月之淫[8]为精者为星辰。天受日月星辰，地受水潦尘埃。

（《淮南子·天文训》）

【注释】

［1］道：在此指宇宙生成之理。

［2］虚廓：空虚寥廓，指“道”的无形无象和宇宙发生前的原始状态。

［3］宇宙：《淮南子·原道训》高诱注：“四方上下曰宇，古往今来曰宙，以喻天地。”指漫无边际的空间和时间。

［4］涯垠：涯，边际，极限。垠，尽头。

［5］专：专一。

［6］袭：和合。

［7］专：单独掌握或占有。

［8］淫：浸淫。《淮南子·览冥训》：“女娲积以止淫水。”

【解读】

《天文训》所述，是古人对宇宙形成的哲学推论。

古代哲学家认为，自然之道客观存在。虚廓渺无边际，由此而产生宇宙以及宇宙之气。宇宙之气有其范畴，其气分阴阳，轻清者合而为天，在先；重浊者凝而为地，在后。在天地生成之后，天地之气又分为阴阳，别为四时，同时产生万物。

《列子·天瑞》“清轻者上为天，浊重者下为地”，与《淮南子·天文训》文字相近，而《天文训》说得更为明白。

《天文训》的宇宙论，是古人通过目视观测天文，并进行哲学推理而获得的结果。虽然，在今天看来，其中如“水气之精为月”的说法未能合乎实际，但其总的观点颇为合理，甚至与现代理论宇宙学不无共通之处。

中医学经典《黄帝内经素问》中有《天元纪大论》一篇。其中，应用了上古《太始天元册》所载“太虚寥廓，肇基化元，万物资始”等文字。其所谓“太虚寥廓”，即《淮南子·天文训》所说的“虚廓”。宋代理学家张载由此而悟知，太虚即太极，他借用“太极”一词来说明“气”的问题。

另《素问·阴阳应象大论》“积阳为天，积阴为地”，“清阳上天，浊阴归地”，实与《列子》及《淮南子·天文训》所说“清阳者薄靡而为天，重浊者凝滞而为地”同出一源。

又《素问·五运行大论》又说：“天地动静，五行迁复……天垂象，地成形，七曜纬虚，五行丽地。地者，所以载生成之形类也。虚者，所以列应天之精气也。形精之动，犹根本之与枝叶也，仰观其象，虽远可知也。”这些论述，说明古代中医学受当时宇宙论的影响是十分深刻的。

【参阅】

《素问·天元纪大论》：“鬼臾区曰：臣积考《太始天元册》文曰：太虚寥廓，肇基化元，万物资始。五运终天，布气真灵，揔统坤元。九星悬朗，七曜周旋。曰阴曰阳，曰柔曰刚，幽显既位，寒暑弛张，生生化化，品物咸章。臣斯十世，此之谓也。”

【原文】

所谓有始者，繁愤[1]未发，萌兆牙蘖[2]，未有形埒垠堮[3]，无无蠕蠕[4]，将欲生兴，而未成物类。

有未始有有始者，天气始下，地气始上，阴阳错合，相与优游竞畅于宇宙[5]之间，被德含和，缤纷茏苁[6]，欲与物接而未成兆朕[7]。

有未始有夫未始有有始者，天含和而未降，地怀气而未扬，虚无寂寞，萧条霄雿[8]，无有仿佛，气遂[9]而大通冥冥者也。

有有者，言万物掺落[10]，根茎枝叶，青葱苓茏[11]，萑蔰炫煌[12]，蠉飞[13]蠕动，蚑行哙息[14]，可切循把握而有数量。

有无者，视之不见其形，听之不闻其声，扪之不可得也，望之不可

极也，储与扈冶[15]，浩浩瀚瀚，不可隐仪揆度[16]而通光耀者。

有未始有有无者，包裹天地，陶冶万物，大通混冥，深闳广大，不可为外，析豪[17]剖芒，不可为内，无坏堵[18]之宇，而生有无之根。

有未始有夫未始有有无者，天地未剖，阴阳未判，四时未分，万物未生，汪然平静，寂然清澄，莫见其形。若光耀之间于无有，退而自失也。

（《淮南子·俶真训》）

【注释】

[1]繁愤：高诱注："繁愤，积众之貌。发，愤也。"

[2]牙蘖：牙，通"芽"。萌芽、发生。蘖，同"糵"。树木的嫩芽。

[3]形埒垠堮：形埒，界域，形状。垠堮，边际。

[4]蠕蠕：昆虫爬动貌。

[5]宇宙：高诱："四方上下曰宇，古往今来曰宙，以喻天地。"

[6]茏苁：聚集貌。

[7]兆朕：同"朕兆"。事物发生前的征兆或迹象。

[8]霄雿：空虚貌。

[9]遂：通达。

[10]掺落：搀和散落。

[11]苓茏：草木青葱茂盛貌。

[12]萑蔰炫煌：采色貌。

[13]蠉飞：蠉（xuān），亦作"蜎"。蠉飞，虫类盘旋飞行貌。

[14]蚑行哙息：蚑行，虫行。哙息，又作"喙息"。哙，咽。

[15]储与扈冶：高诱注："褒大意也。"

[16]隐仪揆度：隐，审度；仪，仪器。揆度，度量、估量。

[17]豪：通"毫"。

[18]坏（péi）堵：坏，通"培"，后墙；堵，墙壁。

【解读】

《俶真训》，此篇为古代哲学中的宇宙论，详言宇宙万物的由无到有，并由此而论及事物变化无极，生死无异。其说实出于《庄子·齐物论》，而《淮南子》推衍之。其论从物之“有始”，前推到阴阳气相合，以至于宇宙之初的一“气”。并还从万物之“有”，前推到“无”，甚至及于其先。

【参阅】

《庄子·齐物论》：“请尝言之：有始也者，有未始有始也者，有未始有夫未始有始也者。有有也者，有无也者，有未始有无也者，有未始有夫未始有无也者。俄而有无矣，而未知有无之果孰有孰无也。今我则已有谓矣，而未知吾所谓之果有谓乎？其果无谓乎？”

【原文】

洞同[1]天地，浑沌为朴[2]，未造而成物，谓之太一[3]。同出于一，所为各异，有鸟有鱼有兽，谓之分物。方以类别，物以群分，性命不同，皆形于有。隔而不通，分而为万物，莫能及宗[4]，故动而谓之生，死而谓之穷，皆为物矣，非不物而物物者[5]也，物物者亡乎万物之中。

稽[6]古太初，人生于无，行于有。有形而制物，能反其所生。若未有形，谓之真人。真人者，未始分于太一者也。

（《淮南子·诠言训》）

【注释】

[1] 洞同：澒洞，弥漫无际。

[2] 朴：指原始自然质朴的存在。老子又谓“无名之朴。”

[3] 太一：指元气。

[4] 宗：宗派。

[5] 物物者：造物者。

[6] 稽：稽考。

【解读】

《诠言训》所言，也属于古人的宇宙论。其所谓“太一”分物，人生于无、形于有，“物物者亡乎万物之中”等观点，与先秦各家的宇宙论实是一致的。

至于“未有形”和“未始分于太一者”为“真人”之说，足知古道家所谓的“真人”，实际是假设的人物。《素问·上古天真论》说：“余闻上古有真人者，提挈天地，把握阴阳，呼吸精气，独立守神，肌肉若一，故能寿敝天地，无有终时”，其意正同。

【原文】

终则反本未生之时，而与化[1]为一体。死之与生，一体也。

故知宇宙[2]之大，则不可劫之以死生；知养生之和，则不可县以天下；知未生之乐，则不可畏以死。

（《淮南子·精神训》）

【注释】

[1] 化：造化，自然。

[2] 宇宙：天地万物的总称。《淮南子·原道训》：“纮宇宙而章三光。”高诱注：“四方上下曰宇，古往今来曰宙，以喻天地。”

【解读】

《淮南子·精神训》认为，无论生、死，皆与自然造化为一体。由于知道宇宙，懂得养生，明白“未生”之时，故不受物欲所诱，也不惧死亡的威胁。由此可知，宇宙论对于人生观有重要的影响。

【原文】

天气为魂，地气为魄，反之玄房[1]，各处其宅。守而勿失，上通太一[2]。太一之精[3]，通于天道。

（《淮南子·主术训》）

【注释】

［1］玄房：即玄黄。《易·坤·文言》："夫玄黄者，天地之杂也，天玄而地黄。"后用为天地的代称。

［2］太一：中国哲学术语。太，是至高至极。一，是绝对唯一的意思。《庄子·天下》篇称老聃之学"主之以太一"。

［3］精：在此指精微之理。

【解读】

古代的宇宙论和生命观认为，万物的生成，其最初始由一气，再由一气分阴阳，若阴阳气相交，冲和而成物。人为万物之灵，其形体称"魄"，其精神称"魂"。人死之后，魂魄离散，因其阴阳属性之不同，故魂归于天气，魄归属地气。反还到本来的玄秘之处。魂魄所归属的天地阴阳之气守而不失，又与本初的一气相通。其精微玄妙，实为自然的规律。

由此可知，《淮南子》在此所称的魂魄，并无神秘之意。在古代医学中所论及的魂魄，亦当如是观。

【原文】

道曰规[1]，始于一。一而不生，故分为阴阳。阴阳合和而万物生，故曰：一生二，二生三，三生万物……以三参物[2]，三三如九……因而九之，九九八十一，故黄钟之数立焉。黄者，土德之色；钟者，气之所钟也。土色黄，故曰黄钟。

（《淮南子·天文训》）

【注释】

［1］规：正圆之器，引申指圆。

［2］以三参物：三，指天、地、人。

【解读】

《淮南子·天文训》所说的："道曰规，始于一，一而不生，故分为阴阳”，实已描绘了太极分两仪的图像。《老子》曰：“一生二。”所谓“二生三，三生万物”，即阴阳二气，冲气以和的结果。“以三参物，三三如九”，“三”为天、地、人。古代中医脉诊的“三部九侯”，实由“三三如九”而推得。

九，为阳数之极，故古人多取数之九，因而有九天、九野、九州、九藏、九窍、九针……等称，乃至于医书的编撰也取九之数，如《灵枢》九卷，《素问》九卷。同时，《灵枢》《素问》各八十一篇，另有《难经》一书，也有八十一篇，皆合于九九八十一，所谓“黄钟之数”。

【参阅】

《管子·轻重》：“虙戏作造六峜，以迎阴阳，作九九之数以合天道，而天下化之。”

《素问·三部九候论》：“岐伯曰：天地之至数，始于一，终于九焉。一者天，二者地，三者人。因而三之，三三者九，以应九野。故人有三部，部有三候，以决死生，以处百病，以调虚实，而除邪疾。”

又曰：“三部者，各有天，各有地，各有人。三而成天，三而成地，三而成人，三而三之，合则为九。九分为九野，九野为九藏。故神藏五，形藏四，合为九藏。”

《灵枢·九针论》：“黄帝曰：以针应九之数，奈何？岐伯曰：夫圣人之起天地之数也，一而九之，故以立九野，九而九之，九九八十一，以起黄钟数焉，以针应数也。”

又曰：“岐伯曰：九针者，天地之大数也。始于一而终于九。故曰一以法天，二以法地，三以法人，四以法时，五以法音，六以法律，七以法星，八以法风，九以法野。”

《难经·第十六难》：“脉有三部九候，各何主之？然：三部者，寸关尺也。九候者，浮中沉也。上部法天，主胸上至头之有疾也；中部法人，主膈以下至脐之有疾也；下部法地，主脐以下至足之有疾也，审而刺之者也。”

【原文】

谓一元者，大始也。

唯圣人能属万物于一，而系之元也……《春秋》变一谓之元。元，犹原也。其义以随天地终始也……故元者为万物之本，而人之元在焉。安在乎？乃在乎天地之前。故人虽生天气[1]及奉天气者，不得与天元本[2]、天元命[3]而共违其所为也。

（《春秋繁露·玉英》）

《春秋》何贵元而言之？元者，始也。言本正[4]也。

（《春秋繁露·王道》）

【注释】

[1] 天气：在此指天地间的自然之气。

[2] 天元本：即“元者万物之本”之元气。

[3] 天元命：意为元气的规律所定者。

[4] 正：纯一不杂。

【解读】

《春秋》记载历史，称“一年”为“元年”。因而，董仲舒《春秋繁露》认为《春秋》最早“变一谓之元”，亦即提出了“一元”的哲学概念。元，即“原”，有随天地终始的意思。故元是万物之本，也是人的生命之本。

与《春秋繁露》的认识相同，早在《关尹子·二柱》中就指出：“先想乎一元之气，具乎一物。”认为任何一物都具有天地初开时的“一元之气”。

既然人具“一元之气”，因之虽说人生于“天气”，上奉于“天气”，但归根结柢，不能与天本元气及其规律相违背。由此可见，古人认为一元之气是宇宙初开、天地未分时的混沌之气，实较诸天地之间的自然之气更为原始。《素问·天元纪大论》的“天元”，亦即《春秋繁露》所说的“天气”；其所谓“太始”，即“一元者，大始也”。

哲学上的“元气”论影响于医学，医学遂亦有人身“元气”之说。金时著名医家李杲说得很明白，其所著《脾胃论·天地阴阳生杀之理在升降浮沉之间》说：“真气又名元气，乃先身生之精气，非胃气不能滋之。”说明人身元气即先天之精气，由后天脾胃之气滋养。

【参阅】

《素问·天元纪大论》：“鬼臾区曰：臣积考《太始天元册》文曰：太虚廖廓，肇基化元，万物资始。五运终天，布气真灵，揔统坤元。九星悬朗，七曜周旋，曰阴曰阳，曰柔曰刚，幽显既位，寒暑弛张，生生化化，品物咸章。臣斯十世，此之谓也。”

王冰注：“《天元册》，所以纪天真元气运行之纪也。自神农之世，鬼臾区十世祖始诵而行之。此太古占候灵文，洎乎伏羲之时，已镌诸玉版，命曰册文。太古灵文，故命曰《太始天元册》也。”

【原文】

说《易》者曰：元气未分，浑沌为一。儒书又言：溟涬濛澒，气未分之类也。及其分离，清者为天，浊者为地……儒书之言，殆有所见。

（《论衡·谈天》）

【解读】

王充《谈天》，赞同说《易》者“元气未分，混沌为一”，以及儒书元气分离之后“清者为天，浊者为地”之说。

【参阅】

《鹖冠子·泰录》：“天地成于元气，万物成于天地。”

《列子·天瑞》：“清轻者上为天，浊重者下为地，冲和气者为人。”

《素问·阴阳应象大论》：“阴阳者，天地之道也……故积阳为天，积阴为地。”

【原文】

夫天道也，自然也，无为……黄老之家论说天道，得其实矣。

（《论衡·谴告》）

【解读】

这是王充对古代道家论说“天道”的肯定。指出黄老之家所谓的“天道”，乃是自然之道，故其论说“得其实”。

《淮南子》说：“世俗之人多尊古而贱今，故为道者必托之于神农黄帝，而后能人说。”《黄帝内经》不仅托称“黄帝”，且其学说多宗“黄老”，注重自然之道。因得其实处，所以千百年来的医家所宗。

【原文】

东方，木也，其星仓龙[1]也；西方，金也，其星白虎也；南方，火也，其星朱鸟[2]也；北方，水也，其星玄武[3]也。

（《论衡·物势》）

【注释】

[1] 仓龙：仓，通“苍”，仓龙，即青龙。

[2] 朱鸟：即“朱雀”。

[3] 玄武：神话中的北方之神。后为道教信奉，与青龙、白虎、朱雀合称四方四神，塑成龟或龟蛇合体之象。

【解读】

汉代，人将四方与所产四种动物名相合，甚至作为星宿的名称。这种惯例，甚至影响到医学方面，故在汉、晋之际，医方有青龙汤、白虎汤、朱雀汤、真武汤诸名称。其实这与当时盛行一时的道教思想有密切关系。

【原文】

凡天地之间，气皆统于天。天文垂象[1]于上，其气降而生物。气和

者养生，不和者伤害。

（《论衡·订鬼》）

【注释】

［1］天文垂象：指日月星辰之象。

【解读】

王充在此，认为天地之气皆统于天，实指“元气”而言。

万物生于“元气”，“气和”则养，“不和”则伤。最重于“和”之一字。亦即《老子》阴阳二气“冲气以为和”的意思。

【原文】

上古之世，太素[1]之时，元气窈冥，未有形兆，万精合并，混而为一，莫制莫御，翻然自化，清浊分别，变成阴阳。阴阳有体，实生两仪[2]。天地壹郁[3]，万类化生[4]。和气生人，以统理之。是故天本诸阳，地本诸阴，人本中和，三才异务，相待而成。各循其道，和气乃臻，机衡[5]乃平。

（《潜夫论·本训》）

【注释】

［1］太素：《列子·天瑞》：“太素者，质之始也。”古谓形成天地的素质。

［2］两仪：指天地。《易·系辞上》：“是故易有太极，是生两仪。”孔颖达疏：“不言天地而言两仪者，指其物体……谓两体容仪也。”

［3］壹郁：壹，通“抑”。壹郁，同“细缊”，

［4］万类化生：又作“万物化淳”。

［5］机衡：枢机。

【解读】

《潜夫论》论宇宙的形成及万物与人的化生，本诸《易经》《列子》之论，参以儒、道之说而成。

三、阴阳五行

汉《盐铁论》曾说:“《易》明于阴阳,《书》长于五行。”可见欲探索阴阳、五行学说的源头,离不开我国现存最早的《易经》和《尚书》这两部典籍。

据说,阴阳、五行之学出现于传说中唐尧时执掌天文、历数和禨祥的官吏。春秋战国时有“阴阳家”,但其著作亡佚,惟在先秦、汉代的经子典籍中,仍可见到一些有关的内容。

“《易》有太极,是生两仪。”“立天之道,曰阴曰阳。”“一阴一阳之谓道……阴阳不测之谓神。”《易经》所论及其所演的六十四卦,备言阴阳的诸多变化。

而在《尚书》中,则记载了五行的原委,“水曰润下,火曰炎上,木曰曲直,金曰从革,土爰稼穑。”同时,还有五行、五味等论,其对中医学术的影响广泛而深远。《尚书·大禹谟》有关“六府”的载述,则与医学上的“六府”之称不无关系。

《春秋左传》有“五行之官”的设制,这是人体“五官”之称的由来。

《礼记》所说圣人作则,“以天地为本,以阴阳为端、五行为质,故事可复也”的论述,指出阴阳五行为自然法则。

《老子》“万物负阴而抱阳,冲气以为和”,提示阴阳互根,阴阳二气冲和而成物。其思想对医学影响尤深。

《庄子》关于至阴、至阳“两者交通而成和”，以及“寇莫大于阴阳”的记载，进一步阐述了老子之言。

《管子》又告诉人们，古时以阴阳、五行为国家的机要制度，而并非一家之说。此外，《管子》书中还反映了五行、四时与生、长、收、藏的关系，并涉及人体骨、气、皮肤、肌肉、爪甲、血脉等的生长。另关于四时与五色、五味、五音、五气、五数的关系，其说与《内经》相契合。

《吕氏春秋》所记载的有关内容，最突出的是“月为群阴之本”，“月望则群阴盈，月晦则群阴亏”的论述，阐说了阴阳相应的理论。与《灵枢·岁露》《素问·八正神明论》其旨相同。

在汉代的《淮南子》《春秋繁露》《白虎通》诸书中，关于阴阳、五行的记载颇多。

《淮南子》记载古代君王“体太一”“法阴阳”“则四时”“用六律”，以治理境内；以准、绳、衡、规、矩、权为阴阳“六度”，称不易之法。《淮南子·天文训》“阳生于阴，阴生于阳，阴阳相错”，“水中有火，火中有水”，以及人的孔窍肢体“皆通于天”，故必“顺天”等论述，亦与《内经》之旨相合。另对于“物类感应”“阴阳同气相动”等，也有较详论说。此外，还记述了五行相胜的规律。

《春秋繁露》对阴阳、五行的论述，反映了汉初今文经学家的哲学思想。其所涉内容，有“天地之气既合而为一，又分为阴阳”，“物必有合，而合各有阴阳”以及“贵阳而贱阴”的思想。在五行学说方面，有五行相生、五行相胜，“五行莫贵于土”，以及“五行逆顺”等内容。另外，还有因五行相逆而导致的多种常见疾病的记载。

《盐铁论》云：“《易》明于阴阳，《书》长于五行。”精辟地指出了阴阳五行学说的源头所在，有重要学术价值。

《白虎通》关于阴阳的记载，谓“阳数七，阴数八，男八岁毁齿，女七岁毁齿”，最有医学价值，与《素问·上古通天论》女子七岁“齿更发长”，丈夫八岁“发长齿更”之说相同。书中《五行》篇专论五行，指出五行之“行”为“天行气之义”。又论说了“土旺四季”的缘故，以为“五行更王，亦须有土”，故在五行中最重于土。《白虎通》对于五脏六腑的生理论述颇详，反映了当时对五脏与孔窍关系的不同认识。其对于六腑的认识大体同《内经》，但又补其不足。

《论衡》明确提出：“一人之身，含五行之气……五脏在内，五行气俱。”又据《易》理论述了“火金殊气，故能相革”，进一步认为同气相成，异性相割。《论衡》对于病者“死生之期”的判断，与《内经》相同，而本于五行学说。

《潜夫论》指出，西汉京氏《易》以阴阳升降占寒温，“变复家”则以刑赏喜怒论政事，两家不同，这对于研究阴阳学说颇有参考价值。书中有关于骨相、以五行说观气色的内容，对中医望诊有一定参考价值。

不言而喻，先秦、汉代经子著作中关于阴阳五行的内容是十分丰富的，从而为中医学的阴阳五行学说研究提供了重要的文献资料。

【原文】

五行，一曰水，二曰火，三曰木，四曰金，五曰土。

（《尚书·洪范》）

【解读】

“五行”之说，早载于《尚书》，其次序为：“一曰水，二曰火，三曰木，四曰金，五曰土。”

《月令疏》引郑玄注曰：“天一生水于北，地二生火于南，天三生木于东，地四生金于四，天五生土于中。”与《尚书》五行次序相同。

然而，《淮南子·原道训》“节四时而调五行”注曰“五行，金木水火土也”，《白虎通》与《素问·脏气法时论》皆曰“五行者，金木水火土也”，并不按照《尚书》次序。

何谓“五行”？《永乐大典·鉴字部》载郑《尚书》注云：“行者，言顺天行气也。”明确指为“顺天行气”。如果联系《易·文言传》“坤道其顺乎，承天而时行”的意思来理解，则“顺天行气”之意更为明白。此外，《释名·释天》曰：“五行者，五气也，于其方各施气也。”《汉书·艺文志》曰：“五行者，五常之形气也。”则可知“五行”的实质包括“气”和“形”。

古代医学将五脏分属于五行“形气”，有一个认识的过程。段校本《说文》云：“肺，火脏也。博士说以为金脏。”有“脾，木脏也。博士说以为土脏。”又“肝，金脏也。博士说以为木脏。”又“心，土脏也。博士说以为火脏。”《说文》据古文《尚书》以五经行五气。同样，《太玄》也说：“木脏脾，金脏肝，火脏肺，水脏肾，土脏心。”皆用古《尚书》之说。

但医家以五行配五脏：肺金，肝木，肾水，心火，脾土，则与《说文》别解所引的博士说相同。所谓“博士说”，即伏生的今文《尚书》说。

【参阅】

《潜夫论·卜列》：“古有阴阳，然后有五行。五帝右据行气，以生人民。”

《春秋繁露·五行相生》：“天地之气，合而为一，分为阴阳，判为四时，列为五行。行者行也，其行不同，故谓之五行。”

《释名·释天》：“五行者，五气也。”

《孔子家语·五帝》：“孔子曰：昔某也闻诸老聃曰：天有五行，木火金水土，分时化育，以成万物。其神谓之五帝。”

【原文】

五行：一曰水，二曰火，三曰木，四曰金，五曰土。水曰润下，火曰炎上，木曰曲直[1]，金曰从革[2]，土爰[3]稼穑。

润下作咸，炎上作苦，曲直作酸，从革作辛，稼穑作甘。

（《尚书·洪范》）

【注释】

［1］曲直：曲而直。

［2］从革：顺从变革。

［3］爰：曰，为。《汉书·五行志上》“土爰稼穑”，颜师古注：“爰亦曰也。”

【解读】

“五行”之称，首见于《尚书·洪范》，相传为西周文字，近人或认为成于战国之时。实则五行说在东周已流行，至邹衍而尤有发挥，而成为著名阴阳五行家。

“五行”学说思想，对我国古代科学事业的发展有重大促进作用。其实质，认为世界由木、火、土、金、水五类不同物质元素所构成，自然界中各种事物和现象的发生、发展和变化，都为此五者不断运动和相互作用的结果。由此解说了宇宙间万物生生化化的规律和原因。

五行学说采用“取物比象”的方法，将需要说明的事物和现象朴素地分类，把具有相似属性者分别归属于“五行”之中，并在此基础上运用五行规律，以解释和说明事物或现象的联系及变化。

《洪范》所说的五行之数，并不是简单的序数，而是有其深意的。《易·系辞上》说：“河出图，洛出书。”古代儒家传说伏羲时有龙马从黄河出，背负河图，有神龟从洛水出，背负洛书，二者皆“天授神物”。汉儒孔安国认为，“河图即八卦”（《周易·卦象》）；洛书即《洪范·九畴》（《尚书·洪范》）。问题在于《洪范》所说“一曰木，二曰火，三曰水，四曰金，五曰土”，在《素问·金匮真言论》中却谓水“其数六”、火“其数七”、木“其数八”、金“其数九”、土“其数五”，似乎有异。其实《尚书·洪范》所说的是“生数”，而《素问》所言的是“成数”，所谓“天一生水，地六成之”。

此外，《洪范》所说的“水曰润下……润下作咸”“火曰炎上……炎上作苦”“木曰曲直……曲直作酸”“金曰从革……从革作辛”“土爰稼穑……稼穑作甘”等，以朴质的文字表述了五行的形象、特性，及其作用变化。探其原意，大致是说水性下流湿润，水中含有盐分，故云“润下作咸”；火性燃烧向上，产生焦苦之味；木性舒展挺直，植物多有酸味；金形可以熔铸变形，其味带辛；土可种植，产生甘味的粮食。古人理解五味的产生，其话虽然朴质，但其含蕴丰富深远，而后人的理解发挥尤多，真所谓“书不尽言，言不尽意”，见仁见智，存乎其人。

【原文】

德惟善政，政在养民。水、火、金、木、土、谷，惟修；正德、利用[1]、厚生[2]，惟和。

……地平天成[3]，六府三事[4]允[5]治，万世永赖，时乃功。

（《尚书·虞书·大禹谟》）

【注释】

［1］利用：指物尽其用，使事物或人发挥效能。孔传：“利用以阜财。”孔疏：“利用者谓在上节约，不为縻费，以利而用，使财务殷阜，利民之用。”

［2］厚生：使民众富裕。

［3］地平天成：比喻上下相称，万事妥帖。孔传：“水土治曰平，五行叙曰成。”

［4］六府三事：水、火、金、木、土、谷即六府；正德、利用、厚生，为三事。

［5］允：诚信。《说文》：“允，信也。”

【解读】

据《尚书》记载，早在夏禹之时（约公元前21世纪），水、火、金、木、土、谷之事由六府掌管。古代医学喻人身为一国，将膀胱、小肠、大肠、胆、胃、三焦合称“六府”。六府后又书写作“六腑”。“六腑”之称或源于《尚书·虞书》的“六府”。

【原文】

六府、三事，谓之九功。水、火、金、木、土、谷，谓之六府；正德、利用、厚生，谓之三事。

（《左传·文公七年》）

【解读】

《尚书·大禹谟》：“政在养民，水、火、金、木、土、谷惟修。”以水、火、金、木、土、谷为养民之政。

后《左传》亦记载，古时合称水、火、金、木、土、谷为“六府”。医家“六府”之称或源于此。

【原文】

魏献子问于蔡墨……对曰：夫物，物有其官。官修其方，朝夕思之，一日失职，则死及之。失官不食。官宿其业，其物乃至。若泯弃之，物乃坻伏[1]，郁湮[2]不育。故有五行之官，是谓五官。实列受氏姓，封为上公，祀为贵神。社稷五祀，是尊是奉。木正曰句芒，火正曰祝融，金正曰蓐收，水正曰玄冥，土正曰后土。

（《左传·昭公二十九年》）

【注释】

[1]坻伏：潜藏不出。

[2]郁湮：阻滞不通。

【解读】

古时，王家对于五方物产，设有官职管理，因而有“五行之官”，即所谓“五官”。

凡五官各有姓氏，生时封为上公，死后享受祭祀。

五官的名号，据木、火、金、水、土五行命名。古时医家将人身比喻为一国，故其对于耳、目、鼻、口、心等的所谓“五官”之称，实仿于此。

【参阅】

《荀子·正名》：“五官簿之而不知。”杨倞注：“五官，耳、目、鼻、口、心也。”

《灵枢·五阅五使》：“鼻者肺之官也，目者肝之官也，口唇者脾之官也，舌者心之官也，耳者肾之官也。”

【原文】

……故天秉[1]阳，垂日星；地秉阴，窍[2]于山川。播五行于四时，和而后月生也，是以三五[3]而盈，三五而阙[4]。五行之动，迭相竭[5]也，五行、四时、十二月，还相为本也……五味[6]、六和[7]、十二食[8]，还相为质[9]也；五色、六章[10]、十二衣，还相为质也。故人者，天地之心[11]也，五行之端[12]也，食味、别声、被色而生者也。故圣人作则[13]，必以天地为本，以阴阳为端，以四时为柄[14]，以日星为纪[15]，以月为量[16]……五行以为质……以天地为本，故物可举也；以阴阳为端，故事可复[17]也；以四时为柄，故事可劝也；以日星为纪，故事可列也；以月为量，故功有艺[18]也……五行以为质，故事可复也。

（《礼记·礼运》）

【注释】

[1]秉：主持，掌握。

[2]窍：贯通。《淮南子·俶真训》：“神农，黄帝，剖判大宗，窍领天地。”

[3]三五：谓十五天。

[4]阙：谓月光亏损。

[5]竭：再次。在此释为更始。言五行运转，更相为始。

[6]五味：《礼运》郑玄注：“五味，酸、苦、辛、咸、甘也。”

［7］六和：六种调味品。《礼运》孔颖达疏："酸、苦、甘、辛、咸，加之以滑与甘，为六和也。"

［8］十二食：十二种食品。

［9］质：指事物内部的质。

［10］章：文采。

［11］心：古代哲学家概念，指意识。

［12］端：发端。

［13］则：准则。

［14］柄：根本。《易·系下辞》："谦，德之柄也。"

［15］纪：年岁。"以日星为纪"，谓依据日星的运行纪岁。

［16］量：计量。

［17］复：重复。

［18］艺：标准，准则。《左传·文公六年》："陈之艺极。"杜预注："艺，准也。"引申为法度限度。

【解读】

《礼运》这段文字，旨在说明天有日月星辰，地有山川，而五行、四时、十二月为基本。人居天地间，凡生活中的食味、声色等需求，均离不开五行之质。因而，圣人作为准则，必以天地为本，而根据阴阳、四时、日月星辰的自然规律行事。凡以"阴阳为端""五行为质"者，其所为之事皆可以重复，而并非出于偶然，亦即有规律可依的意思。

以上思想，对古代中医学起重要影响。《素问·生气通天论》曰："生之本，本于阴阳。天地之间，六合之内，其气九州。九窍、五脏、十二节，皆通乎天气。"《三部九候论》要求医生能"令合天道，必有终始，上应天光星辰历纪，下副四时五行"。在此思想指导下，形成了中医学"与天地相参，与日月相应"的思想特色。

《礼运》所说"五行为质"的问题，宋代朱熹及明代医家张介宾等都很重视，因而分别有"五行质具于地"和"五行即阴阳之质"的论断。

又“人者，天地之心”句，明代王阳明有“仁者，天地之心”的名言，其实由《礼记》之文所启发，不可不知。

【参阅】

《类经图翼·五行统论》：“五行即阴阳之质，阴阳即五行之气。气非质不立，质非气不行。行也者，所以行阴阳之气也。朱子曰：五行质具于地，而气行于天。”

【原文】

道生一，一生二，二生三，三生万物。万物负阴而抱阳，冲气以为和。

（《老子·四十二章》）

【解读】

《老子》曾说“道法自然”，故其所谓之道，即自然之道，也就是自然规律。

气的产生是自然之道，故说“道生一”。气有阴阳之分，故云“一生二”。阴阳之气合和，即所谓冲气。“万物负阴而抱阳，冲气以为和”，乃说明“三生万物”。如《淮南子·天文训》所解：“道曰规，始于一，一而不生，故分而为阴阳，阴阳合和而万物生，故曰：一生二，二生三，三生万物。”

可见，气有阳即有阴，有阴阳即有阴阳之交，而万物的产生，必由此冲和之气。

金代医学家刘完素曾说：“一阴一阳之为道，偏阴偏阳之谓疾。”说明疾病的产生多由阴阳偏盛或偏衰所致。偏盛偏衰，即非冲和之气。

元·朱震亨论饮食养生，认为人的胃气属“清纯冲和之气”，以饮食调养，需“自然冲和之味”。同时又提出：“气血冲和，万物不生。一有怫郁，诸病生焉。故人身诸病，多生于郁。”（《丹溪心法·六郁》）将诸多郁病的产生，追究到“气血冲和”的失常。

从而可知，医家“气血冲和”“胃气清纯冲和”以及“自然冲和之味”诸多之“冲和”，实皆本于《老子》的“冲气以为和”的哲学思想。

至于《老子》所说的“万物负阴而抱阳”，实有后世医家所说的“阴阳互根”之意。《素问・四气调神大论》王冰注说：“阳气根于阴，阴气根于阳。无阴则阳无以生，无阳则阴无以化。全阴则阳气不极，全阳则阴气不穷……二气常存，盖由根固。”可以视为《老子》“万物负阴而抱阳”的发挥。

另外，《云笈七签》卷一引《老君太上虚无自然本起经》说《老子》“三生万物”，谓“三”指气、神、精。这是后世道家对“三生万物”的又一种理解，而与医理更为切近。

【参阅】

《格致余论・大病不守禁忌论》：“夫胃气者，清纯冲和之气，人之所以赖以为生者也。若谋虑神穷，动作形苦，嗜欲无节，思想不遂，饮食失节，药饵违法，皆能致伤。”

《格致余论・茹淡论》：“《经》精不足者补之以味，阴之所生本在五味。若谷菽菜果，自然冲和之味，有食人补阴之功，此《内经》所谓味也。人之所为者皆烹饪调和偏厚之味，有致疾伐命之毒，此吾之所疑之味也。”

《类经附翼・求正录・真阴论》：“盖阴不可以无阳，非气无以生形也；阳不可以无阴，非形无以载气也。故物之生也生于阳，物之成也成于阴，此谓元阳元阴，亦曰真精真气也……此阴以阳为主，阳以阴为根也。”

【原文】

上善若水，水善利万物而不争。

（《老子・八章》）

【解读】

老子举“居善地，心善渊，与善仁，言善信，政善治，事善能，动善时”等七善为例，认为“水善利万物而不争”，故水为“上善”。

清·魏源《老子本义》引苏辙的理解说：“水无所不利，避高趋下，未尝有所逆，善地也；空处湛静深不可测，善渊也；挹而不竭，施不求报，善仁也；圆必旋，方必折，塞必止，决必流，善信也；洗涤群秽，平准高下，善治物也；以载则浮，以鉴则清，以攻则坚强莫能敌，善用能也；不舍昼夜，盈科后进，善时也……水能兼此七善而不争，故无尤矣。”又引吴澄说谓：“如水之源处上而甘处于下，乃上善也。”

《老子》“上善若水”一语，对古人影响很大。这种哲学观点甚至还涉及医学。隋唐时医学家杨上善信崇道家，作《道家集注真言》二十卷，并纂《黄帝内经太素》，取《素问》《灵枢》之文，错综而做注解中，往往参以道家之说。杨氏之名取为“上善”，亦本于《老子》。

金代著名医家刘完素，字守真，号通玄处士，亦信奉道家之学。所著《素问玄机原病式》，阐发《素问》病机，扩大了火热病的范畴。大致以为六气皆从火化、五志过极皆为热极。在此论述中，不仅“燥万物者莫熯乎火，润万物者莫润乎水”本诸《易经》，而且其“情之所伤，则皆属火热，所谓阳动阴静，故劳则躁不宁，静则清平”和“水善火恶”之论显然取之于《老子》。在疾病治疗方面，刘氏所提倡的“降心火，益肾水”之法，也与上述思想密切相关。

【原文】

老聃[1]曰：吾游心[2]于物之初。孔子曰：何谓邪？曰：……至阴[3]肃肃，至阳[4]赫赫。肃肃出乎天，赫赫发乎地。两者交通成和[5]，而物生焉。或为之纪[6]而莫见其形。消息满虚[7]，一晦一明，日改月化，日有所为，而莫见其功。生有所乎萌，死有所乎归，始终相反乎无端，而莫知乎其所穷。非是也，且孰为之宗[8]！

（《庄子·田子方》）

【注释】

[1] 老聃：聃，耳长大貌。老子李耳以此为字。《艺文类聚》引《抱朴子》："老君耳长七寸。"引申为老貌。《隶释·老子铭》："聃然，老旄之貌也。"旄，通"耄"。

[2] 游心：涉想。谓心神来往贯注于某种境地。

[3] 至阴：至，最，极。谓极盛的阴气。

[4] 至阳：谓极盛的阳气。

[5] 两者交通成和：即《老子》"冲气以为和"之意。

[6] 纪：谓"道"。

[7] 消息满虚：《易·丰》："日中则昃，月盈则虚。天地盈虚，与时消息。"消，消减；息，增长。

[8] 宗：谓"本"。

【解读】

老子对孔子说自己"吾游心于物之初"的感悟，认为天地间阴阳二气，至阴之气出于天，至阳之气出乎地，二者交通成和，因之而产生万物。与此同时，无形之道与有形之物并存。观察天地日月的运行，如《易·丰》所说："日中则昃，月盈则虚。天地盈虚，与时消息。"其因之而发生的种种变化，皆因自然而成，不见其功。而万物的萌生与死亡，始终相反，如环无端，无有终已。这就是所谓的所总宗所本。

《老子》曰："一生二，二生三，三生万物，冲气以为和。"其意思与此实同。

【原文】

木与木相摩则然[1]，金与火相守则流。阴阳错行，则天地大絯[2]，于是乎有雷有霆。水中有火，乃焚大槐。

有甚忧，两陷[3]而无所逃。螴蜳不得成[4]，心若县[5]于天地之间，慰暋沈屯[6]。利害相摩，生火甚多，众人焚和[7]。

（《庄子·外物》）

【注释】

[1] 然：通“燃”。

[2] 绞：同“骇”。

[3] 两陷：指阴阳二气因忧郁而内陷不扬。

[4] 蜃蜳不得成：犹言虹蜺不成。《尔雅·释天》：“螮蝀，虹也。”《庄子》：“阳炙阴为虹。”《淮南子·说山训》：“天二气则成虹。”

[5] 县：通“悬”。

[6] 慰暋沈屯：意为慰喜、昏闷、沉溺、迍邅。形容心志矛盾郁闷。

[7] 和：指冲和之气。《老子》：“冲气以为和。”

【解读】

《庄子·外物》的这段文字，论述了天、地、人之间“火”的产生和危害作用。

钻木生火，火炎流金，阴阳相错，雷电焚木，为天地间之火。人身之火多产生于“心”，利害相摩是产生“心火”的重要原因，心火之生，足以焚“和”。

在这里，所谓“和”，是指人身的“冲和之气”。《素问·阴阳应象大论》曰：“壮火之气衰……壮火食气……壮火散气。”心火“焚和”的危害于此可见。

《淮南子·说林训》曾有“粟得水湿而热，甑得火而液。水中有火，火中有水”的认识。关于“水中有火”的问题，唐代医学家王冰称之为“龙火”，在病理上属真寒假热，当用“反治”法，所谓“热因热用”。后张子和说：“人火焚木其势缓，龙火焚木其势速。”其所谓“龙火”也治“水中之火”。然而，明代张介宾则又以“水中之火”比喻两肾间的命门之火，且阐论了“五行互藏”之理。

【参阅】

《庄子·庚桑楚》：“寇莫大于阴阳，无所逃于天地之间。非阴阳贼之，心则使之也。”

《素问·至真要大论》王冰注："夫病之微小者，犹人火也，遇草而焫，得木而燔，可以湿伏，可以水灭，故逆其性气以折之攻之。病之大甚者，犹龙火也，得湿而焰，遇水而燔。不知其性，以水湿折之，适足以光焰诣天，物穷方止矣。识其性者，反常之理，以火逐之，则燔灼自消，焰光扑灭。然逆之，谓以寒攻热，以热攻寒。从之，谓攻以寒热，虽从其性，用不必皆同……逆者正治，从者反治，从少从多，观其事也。"

《类经图翼·五行统论》："惟是水中之火，人多不知，而油能生火，酒能生火，雨大生雷，湿多成热，皆是也……由此观之，则五行之理，交互无穷。"

【原文】

寇[1]莫大于阴阳，无所逃于天地之间。非阴阳贼[2]之，心则使之也。

（《庄子·庚桑楚》）

【注释】

[1] 寇：寇贼，侵犯者。

[2] 贼：贼伤，伤害。

【解读】

人与万物，其生存不离于阴阳。天地间阴阳之气的失常，是最大的危害。

古人认为，天灾与疫病的发生也由于阴阳失调所致。如《汉书·宣元六王传》所说："阴阳不调，百姓疾疫饥馑，死者且半。"

明代著名医家张介宾曾说："阴阳二气，最不宜偏。不偏则气和而生物，偏则气乖而杀物。"（《类经附翼·求正录·大宝论》）

然而，除天地阴阳气乖的危害之外，对于人的贼伤，往往由自身所导致。《庄子·庚桑楚》所谓"非阴阳贼之，心则使之也"，强调了养心的重要性。

同时，《庄子·外物》又说："心若悬于天地之间，慰暋沈屯。利害相摩，生火甚多，众人焚和。"指出了利害相摩，导致阴阳失和，心火内焚的危害。可与《庚桑楚》此条同读。

【参阅】

《素问·灵兰秘典论》曰："心者，君主之官，神明出焉……故主明则下安，以此养生则寿，殁世不殆，以为天下则大昌。主不明则十二官危，使道闭塞而不通，形乃大伤，以此养生则殃。"

【原文】

齐桓公问于管子……桓公曰：事名二，正名五，而天下治。何谓事名二？对曰：天[1]策阳也，埌策[2]阴也，此谓事名二。何谓正名五？对曰：权也，衡也，规也，矩也，准也，此谓正名五。其在色者，青、黄、白、黑、赤也；其在声者，宫、商、羽、徵、角也；其在味者，酸、辛、咸、苦、甘也。二五者……人君以数[3]制人……此国之至机也，谓之国机[4]。"

（《管子·揆度》）

【注释】

［1］天策：策，本指古人计数的小筹。数有奇偶，即阳数、奇数。在此"天策"为阳。

［2］埌策：即地策。与天策相对。本指阴数，偶数的数筹。"地策"在此为阴。

［3］数：算术、技术。《周礼·地官·大司徒》："三日六艺：礼、乐、射、御、书、数。"

［4］机：枢要，机要。

【解读】

《管子》所谓"人君以数制人"的"国机"，即古时国家所规定的诸多制度名称，包括阴阳之数和五行。五行则联系到权、衡、规、矩、准以及五色、五声、五味等。由于作为国家统一制度，故各种方技悉作为准则。因而，在《黄帝内经》和《难经》等医学典籍中，也多采用阴阳奇偶之数，以及权、衡、规、矩、准和五色、五音、五味等名称。《灵枢·通天》说："天地之间，六合之内，不离于五，人亦应之，非徒一阴一阳而已也。"其关于阴阳、五行联系于人的内容极其丰富，几乎涉及全书。

【原文】

然则春夏秋冬将何行？东方曰星，其时曰春，其气曰风。风生木与骨……是故春三月以甲乙之日发五政[1]。

南方曰日，其时曰夏，其气曰阳。阳生火于气。

中央曰土，土德实辅四时入出，以风雨节土益力。土生皮肌肤……实辅四时：春嬴[2]育，夏养长，秋聚收，冬闭藏……是故夏三月以丙丁之日发五政。

西方曰辰[3]，其时曰秋，其气曰阴。阴生金与甲……辰掌收，收为阴……是故秋三月以庚辛之日发五政。

北方曰月，其时曰冬，其气曰寒。寒生水与血……是故冬三月以壬癸之日发五政……是故春调、秋荣、冬雷、夏有霜雪，此皆气之贼也……贼气速至，则国多灾殃。

（《管子·四时》）

【注释】

[1] 五政：古时王朝所发的五种政令。春令、夏令、秋令、冬令，四时不同，以应春生、夏长、秋收、冬藏。

[2] 嬴：通"赢"，满，有余。

[3] 辰：北辰，即北斗星。

【解读】

古代依据春、夏、秋、冬不同时令而颁发相应的政令，以与生、长、收、藏的规律相合。这在先秦、汉代经子著作中多有记载，而在《黄帝内经素问》中也有所见，如《素问·四气调神大论》中所说的“生而勿杀，予而勿夺，赏而勿罚”等。

至于在人的生理方面，春生“骨”、夏生“气”、四时生“皮肌肤”、秋生“甲”、冬生“血”的说法，为《灵枢》《素问》所未见，足资参考。

又中央土，“实辅四时”的说法，说明生、长、收、藏离不开“土”的作用。

【原文】

五和时节[1]，君服黄色，味甘味，听宫声，治和气，用五数……

八举时节[2]，君服青色，味酸味，听角声，治燥气，用八数……

七举时节[3]，君服赤色，味苦味，听羽声，治阳气，用七数……

九和时节[4]，君服白色，味辛味，听商声，治湿气，用九数……

六行时节[5]，君服黑色，味咸味，听徵声，治阴气，用六数。

（《管子·幼官》）

【注释】

［1］五和时节：“土”，数五。《尚书·洪范》：“五曰土。”土气旺于四季各十八日，而其位在六月。土旺之时，土气和，故称“五和时节”。

［2］八举时节：“木”成数八。木气生举，故称“八举时节”，指春季。

［3］七举时节：“火”生数二，成数七。火气上举，故称“七举时节”，指夏季。

［4］九和时节：“金”生数四，成数九。金气和，故称“九和时节”，指秋季。

［5］六行时节："水"生数一，成数六。水气流行，故称"六行时节"，指冬季。

【解读】

《素问·金匮真言论》记载"中央黄色，其味甘，其类土，其音宫，其数五"；"东方青色，其味酸，其类草木，其音角，其数八"；"南方赤色，其味苦，其类火，其音徵，其数七"；"西方白色，其味辛，其类金，其音商，其数九"；"北方黑色，其味咸，其类水，其音羽，其数六"。其所载述内容，与《管子·幼官》符合。

至于春夏秋冬指"治"，若春季多风则燥，故云"治燥气"；夏季阳热太过，故云"治阳气"；秋令燥令不及，雨湿遂多，故云"治湿气"；冬令阴寒太过，故云"治阴气"。"五和时节""治和气"的意思，是使四时之气调和。

又《素问·生气通天论》"秋伤于湿，上逆而咳，发为痿厥"及《阴阳应象大论》"秋伤于湿，冬生咳嗽"，或即《管子》所说秋季"湿气"内犯脏腑、外害皮肉筋骨所致的疾病。喻昌《医门法律·秋燥论》认为"秋伤于湿"系"秋伤于燥"之讹。根据《管子》记载，恐未必然。

【原文】

若夫万物之情……合则离。

（《吕氏春秋·必己》）

太一出两仪，两仪出阴阳。阴阳变化，一上一下，合而成章。浑浑沌沌，离则复合，合则复离，是谓天常。

（《吕氏春秋·大乐》）

【解读】

古人视阴阳的变化、离合为天之常道，谓之"天常"。而合则离，离而合，是万物之情。这种认识，影响到诸多方面。在医学上也有"阴阳离合论"。

《素问·阴阳离合论》论“三阴三阳之离合”说：“前曰广明，后曰太冲，太冲之地，名曰少阴，少阴之上，名曰太阳。太阳根起于至阴，结于命门，名曰阴中之阳。中身而上，名曰广明，广明之下，名曰太阴，太阴之前，名曰阳明。阳明根起于厉兑，名曰阴中之阳。厥阴之表，名曰少阳，少阳根起于窍阴，名曰阴中之少阳。是故三阳之离合也，太阳为开，阳明为阖，少阳为枢。三经者不得相失也。”这是论三阳经的“离合”。

又说：“外者为阳，内者为阴，然则中为阴，其中在下，名曰太阴，太阴根起于隐白，名曰阴中之阴。太阴之后，名曰少阴，少阴根起于涌泉，名曰阴中之少阴。少阴之前，名曰厥阴，厥阴根起于大敦，阴之绝阳，名曰阴之绝阴。是故三阴之离合也，太阴为开，厥阴为阖，少阴为枢。三经者，不得相失也。”这是论三阴经的“离合”。

总之，“阴阳𩅰𩅰，积传为一周，气里形表，而为相成也。”

除此之外，《灵枢·经别》也有论述十二经经别“离合出入”的内容，所谓“复合阴阳，此六合也”。

于此可见，《素问》《灵枢》十二经脉阴阳离合的论述，是古时阴阳离合“天常”之道在医学方面的具体体现。故《吕氏春秋》的记载具有重要的学术价值。

【原文】

月也者，群阴之本也。月望则蚌蛤实，群阴盈；月晦则蚌蛤虚，群阴亏。夫月形乎天，而群阴化乎渊。

（《吕氏春秋·精通》）

蛤蟹珠龟，与月盛衰。

（《淮南子·地形训》）

【解读】

《黄帝内经》强调指出：“人与天地相参，与日月相应。”不仅人与天地日月的关系如此，即使如植物、动物也无不与之息息相关相应。据此，古人结合生活经验，发现“月望则蚌蛤实，群阴盈；月晦则蚌蛤虚，群阴亏”。其所谓“群阴”，包括《淮南子》所说的“蛤蟹珠龟”等属于阴类之物。

同样道理，古时医学家还发现月亮的圆缺影响到海水的涨落和人体的气血，月满则人身的气血实、肌肉坚，月亏则气血虚、肌肉减。《灵枢·岁露》曰：“人与天地相参也，与日月相应也。故月满则海水西盛，人血气积，肌肉充，皮肤致，毛发坚，腠理郄，烟垢著，当是之时，虽遇贼风，其人浅不深。至其月郭空，则海水东盛，人气血虚，其卫气去，形独居，肌肉减，皮肤纵，理开，毛发残，膲理薄，烟垢落，当是之时，遇贼风则其入深，其病人也卒暴。”《素问·八正神明论》又曰：“月始生则气血始精，卫气始行；月郭满，则血气实，肌肉坚；月郭空，则肌肉减，经络虚，卫气去，形独居。”因此，在治病时，要求因天时而调血气，“月生无泻，月满无补，月郭空无治。”（《素问·八正神明论》）认为，若月生而泄，为“藏虚”；月满而补，为“重实”；月廓空而治，是谓“乱经”。

【原文】

日出于东，月生于西，阴阳长短，始终相巡，以致天下之和。

（《礼记·祭义》）

故至阴飂飂[1]，至阳赫赫[2]，两者交接成和，而万物生焉。

（《淮南子·览冥训》）

天地之气，莫大于和，和者，阴阳调，日夜分而生物……积阴则沉，积阳则飞，阴阳相接，乃能成和。

（《淮南子·氾论训》）

【注释】

［1］飂（liù）：原意为风声。《吕氏春秋·有始》：“西方曰飂风。”在

此引申为清冷之气。潘岳《西征赋》:“吐清风之飋戾。”

［2］赫赫：显耀盛大貌，炎热状。《诗大雅·云汗》:“赫赫炎炎。”

【解读】

和，有和谐、协调、调和以及温和、谦和、和缓等义。大而天地阴阳之气，乃至天下万物、诸多人事，莫不以“和”为贵。

《礼记》曾说:“日出于东，月生于西，阴阳长短，始终相巡，以致天下之和。”说明日月周行，阴阳消息，是导致天下万物和谐的根本原因。

天地阴阳之气，性质截然相反。然而，若二者交接而调和，则可以产生万物。《老子》说:“万物负阴而抱阳，冲气以为和。”《庄子·田子方》发挥其意云:“至阴肃肃，至阳赫赫。肃肃出乎天，赫赫发乎地。两者交通成和而物生焉，或为之纪而莫见其形。”《淮南子·览冥训》“至阴飋飋，至阳赫赫，两者交接成和，而万物生焉”，实是祖述了庄子之意。

至于阳升阴降，也必得相接而成和。《易》所说的“天地交而万物通也”,“天地交泰”，其理实同。

联系到医理，朱丹溪认为“阳往而阴来，阴往而阳来，一升一降，无有穷已”;“心肺之阳降，肾肝之阴升”;“心为火居上，肾为水居下，水能升则火能降，一升一降，无有穷已”。以气血而言，“气为阳宜升，血为阴宜降，一升一降无有偏胜，是谓平人”(《局方发挥》)。总之，说明阴阳、水火、气血的正常升降，可达到人身的“阴阳比和”。

由此可见，先秦时期所提出的“和”的哲学意义，是至广至大的。

【原文】

帝者体太一，王者法阴阳，霸者则四时，君者用六律……四时者，春生夏长，秋收冬藏，取予有节，出入有时，开阖张歙，不失其叙；喜怒刚柔，不离其理。六律者，生之与杀也，赏之与罚也，予之与夺也，非此无道也。故谨于权衡准绳，审乎轻重，足以治其境内矣。

(《淮南子·本经训》)

【解读】

古代治国，以太一、阴阳、四时、六律为法则。

《吕氏春秋·审分览》云："夫治身与治国，一理之术也。"故医家治身也遵其理。既重元气，又法阴阳，顺应四时，运用六律。

《素问·四气调神大论》云："夫四时、阴阳者，万物之根本也，所以圣人春夏养阳，秋冬养阴，以从其根，故与万物沉浮于生长之门。"又说："春三月，此谓发陈。天地俱生，万物以荣。夜卧早起，广步于庭，被发缓行，以使志生，生而勿杀，予而勿夺，赏而勿罚。此春气之应，养生之道也。逆之则伤肝，夏为寒变，奉长者少。""夏三月，此谓蕃秀，天地气交，万物华实，夜卧早起，无厌于日，使志无怒，使华英成秀，使气得泄，若所爱在外，此夏气之应，养长之道也。逆之则伤心，秋为痎疟，奉收者少，冬至重病。秋三月，此谓容平，天气以急，地气以明，早卧早起，与鸡俱兴，使志安宁，以缓秋刑，收敛神气，使秋气平，无外其志，使肺气清，此秋气之应，养收之道也。逆之则伤肺，冬为飧泄，奉藏者少。冬三月，此谓闭藏，水冰地坼，无扰乎阳，早卧晚起，必待日光，使志若伏若匿，若有私意，若已有得，去寒就温，无泄皮肤，使气亟夺，此冬气之应，养藏之道也。逆之则伤肾，春为痿厥，奉生者少。"

由此可见，四气调神之法是与《淮南子·本经训》体太一、法阴阳、则四时、用六律之论完全契合的。

【原文】

阴阳，大制有六度：天为绳，地为准，春为规，夏为衡，秋为矩，冬为权。

规者，所以员[1]万物也；衡者，所以平万物也；矩者，所以方万物也；权者，所以权万物也。

规之为度也，转而不复，员而不垸[2]；优而不纵，广大以宽；感动

有理，发通有纪……规度不失，生气乃理。

衡之为度也，缓而不后，平而不怨……养长化育，万物蕃昌……其政不失，天地乃明。

矩之为度也，肃而不悖，刚而不愦……矩正不失，百诛[3]乃服。

权之为度也，急而不赢[4]，杀而不割，充满以贯，周密而不泄……坚悫以固……必弱以强，必柔以刚，权正而不失，万物乃藏。

明堂之制，静而法准，动而法绳，春治以规，秋治以矩，冬治以权，夏治以衡，是故燥湿寒暑以节至，甘雨膏露以时降。

（《淮南子·时则训》）

规生距杀，衡长权藏，绳居中央，为四时根。

（《淮南子·天时训》）

今夫权衡规矩，一定而不易……万世传之，而以无为为之。

（《淮南子·主术训》）

【注释】

［1］员：通“圆”。

［2］垸（huān 或 huàn）：通“丸”。转的意思。

［3］诛：诛愚，愚昧无知。

［4］赢：过度。

【解读】

在《礼记》的《经解》《深衣》,《管子·法法》以及《墨子》的《大取》《天志》《法仪》等篇章中，都有关于准绳及规矩权衡的论述。

《淮南子·天文训》说明，准绳和规矩权衡是“明堂之制”，属于“阴阳六制”的六度，并详述其形象和作用。指出其为“万世传之”的“一定而不易”之法。

权衡规矩之制既为一定不易之法，而且与春夏秋冬四时相应。因而，古代医家受其启发，将四时脉象与规矩权衡相联系结合。这在《内经》中有较详记载。

《素问·脉要精微论》曰："万物之外，六合之内，天地之变，阴阳之应，彼春之暖，为夏之暑，彼秋之忿，为冬之怒，四变之动，脉与之上下，以春应中规，夏应中矩，秋应中衡，冬应中权。"

唐代医学家王冰认为："春脉软弱，轻虚而滑，如规之象，中外皆越，故以春应中规。夏脉洪大，兼之滑数，如矩之象，可正平之，故以夏应中矩。秋脉浮毛，轻涩而散，如秤衡之象，高下必平，故以秋应中衡。冬脉如石，兼沉而滑，如秤权之象，下远于衡，故以冬应中权也。以秋中衡，冬中权者，脉象之高下异处如此尔。此则随阴阳之气，故有斯四应之不同也。"

然而，根据明堂之制"春应中规，夏应中衡，秋应中矩，冬应中权"，则不难发现《脉要精微论》所说的"夏应中矩，秋应中衡"或为错简。而王冰未曾详查，随文而注，未免以讹传讹。

【参阅】

《潜夫论·本政》："凡人君之治，莫大于和阴阳，阴阳者，以天为本。""工欲善其事，必先利其器，是故将致太平者，必先调阴阳。"

《素问·阴阳应象大论》："善诊者，察色按脉，先别阴阳，审清浊而知部分，视喘息、听音声而知所苦，观权衡规矩而知病所主。"

【原文】

天地以设，分而为阴阳，阳生于阴，阴生于阳，阴阳相错，四维[1]乃通。或死或生，万物乃成。蚑行喙息[2]，莫贵于人。孔窍肢体，皆通于天。天有九重，人亦有九窍。天有四时，以制十二月，人亦有四肢，以使十二节。天有十二月，以制三百六十日，人亦有十二肢，以使三百六十节。故举事而不顺天者，逆其生者也。

（《淮南子·天文训》）

【注释】

［1］四维：指东南、西南、东北、西北四隅。《淮南子·天文训》："日

冬至，月出东南维，入西南维……夏至，出东北维，入西北维。”

［2］蚑行喙息：指用足爬行和以口呼吸的动物。

【解读】

《天文训》之意，在于阐明人生于天地阴阳之气，其孔窍肢体，皆通于天地阴阳之气，故“顺天”者可以顺生。

《素问》有《生气通天论》，云：“夫自古通天者，生之本，本于阴阳。天地之间，六合之内，其气九州、九窍、五脏、十二节，皆通乎天气，其生五，其气三，数犯此者，则邪气伤人，此寿命之本也。”又《六节藏象论》说：“夫自古通天者，生之本，本于阴阳，其气九州九窍，皆通乎天气。其生五，其气三，三而成天，三而成地，三而成人。”其旨与《淮南子》“孔窍肢体，皆通于天”相同。

至于天有四时，人亦有四肢，岁有三百六十日，人有三百六十节等说法，亦可见于《素问》《灵枢》。显属牵强，但意在说明无时无处不通于天，故善读书当通其意，而不为古人文字的形式所拘。

【原文】

粟得水湿而热，甑[1]得火而液。水中有火，火中有水。

（《淮南子·说林训》）

【注释】

［1］甑：瓦制煮器。

【解读】

阴阳学说以为“阳中有阴，阴中有阳”，《说林训》所举“粟得水湿而热，甑得火而液”，是说明在一定条件下阴阳可互相转化，即所谓的“水中有火，火中有水”。亦即《淮南子·天文训》说的“阳生于阴，阴生于阳，阴阳相错”。

刘完素《素问玄机病原式·火类》指出湿邪久郁，不得宣化，在一定条件下可化为火热，即所谓“积湿生热”，是与“粟得水湿而热”同理，属“水中生火”之象。

张介宾论“五行互藏”曾说：“惟是水中之火，人多不知，而油能生火，酒能生火，雨大生雷，湿多成热，皆是也。”（《类经图翼·五行统论》）而更重要的是为了阐明人身“水中有火，乃先天真一气，藏于坎中”（《景岳全书·传忠录·命门余义》），即源于命门真阴的真阳之气。若在病理方面，则表现为真阴亏损之后，虚阳无所依附而上越的假阳证，即所谓“龙雷”。

【原文】

夫物类之相应，玄妙深微，知不能论，辩不能解。故东风至而酒湛[1]溢，蚕咡丝[2]而商弦绝[3]，或感之也……夫阳燧取火于日，方诸[4]取露于月。天地之间，巧历不能举其数……然以掌握之中，引类于太极[5]之上，而水火可立致者，阴阳同气相动也……故至阴飂飂[6]，至阳赫赫，两者交接成和，而万物至焉。

（《淮南子·览冥训》）

【注释】

［1］湛：浸。《礼记·内则》：“湛诸美酒。”

［2］蚕咡（èr）丝：咡，口耳之间，谓老蚕吐丝，上下挂于口。

［3］商弦绝：琴弦以蚕丝做成。五音之中，商弦最细而急。新丝出，老丝脆，故云“商弦绝”。

［4］方诸：古代在月下承露取水的器具，用铜或大蛤做成。又称阴燧。

［5］太极：在此指至高之气。

［6］飂飂：形容气之阴凉。

【解读】

《淮南子·览冥训》论“物类相应”，举东方至而酒溢，蚕吐丝而弦绝，以及阳燧取火，方诸取露诸例。认为有属于“阴阳同气相动”，也属于阴阳"相交成和"而产生万物。

《庄子·田子方》载老聃之言云:"至阴肃肃,至阳赫赫。肃肃出乎天,赫赫发乎地,两者交通成和,而物生焉。"为《淮南子》所论之本。

【原文】

天二气则成虹,地二气则泄藏,人二气则成病。

(《淮南子·说山训》)

【解读】

阳光照于水滴,经折射和反射,在雨幕或雾幕上形成彩虹。古人谓"天二气则成虹",二气,谓阴阳之气,指阳光映射水气而成虹。

大地中阴阳二气的变动,造成地裂山崩,使其所藏蓄的物质露泄。

天地阴阳二气相干的情况是如此,而在于人,人身的阴阳二气的失和则可以发生病。

【参阅】

《素问·阴阳应象大论》曰:"阴胜则阳病,阳胜则阴病。阳胜则热,阴胜则寒。"

又《素问·生气通天论》曰:"凡阴阳之要,阳密乃固……故阳强不能密,阴气乃绝。阴平阳秘,精神乃治,阴阳离决,精气乃绝。"

【原文】

木胜土,土胜水,水胜火,火胜金,金胜木。

(《淮南子·地形训》)

夫火热而水灭之,金刚而火消之,木强而斧伐之,水流而土遏之,唯造化者,物莫能胜也。

(《淮南子·主术训》)

【解读】

《淮南子》言五行相胜,认为并非物能相胜,而是造化之理,故云

“唯造化者，物莫能胜也”。这实是将生活中常见的五行生克现象提高到自然规律的高度来认识。

《素问·宝命全形论》云：“木得金而伐，火得水而灭，木得土而达，金得火而缺，水得土而绝，万物尽然，不可胜竭。”其说与《淮南子》同，而补充了“木得土而达”。疑《淮南子》原有阙文。

【原文】

天地之气[1]，合而为一，分为阴阳。

（《春秋繁露·五行相生》）

【注释】

［1］天地之气：指元气而言。

【解读】

“合而为一，分为阴阳”，实涉及了哲学方面的“一”分为“二”和“合而为一”的问题。宋儒对此有所论述，而董仲舒《春秋繁露》早有明文。

明末著名医学家张介宾认为医学与哲学的关系十分密切，所谓“医易相通，理无二致”。

张氏提倡命门学说，根据《素问》所载《太始天元册》“太虚寥廓，肇基化元”的理论，认为所谓“太虚”即《易》之“太极”，而命门即人身之“太极”。

根据“太极动而生阳，静而生阴”之理，张介宾阐述了“道产阴阳，原同一气”。自太极分两仪后，产生了阴阳的“本象”，首先由“太极一气”化生“先天五行之阴阳”，继而化生“后天有形之阴阳”。这就是“因虚以化气，因气以造形”的过程。

张氏认为，命门为人身之太极，命门元阳、元阴为先天无形之阴阳，元阳有生化的作用，元阴是长生的基础。命门位在两肾之中，为先后立命之根本。“肾与命门，本同一气”，“命门总主乎两肾，而两肾皆属于命门”。一以统两，两以合一，不可分割。

张介宾的学说，实符合董仲舒“合而为一，分而阴阳”之理。

【原文】

凡物必有合……物莫无合，而合各有阴阳。

（《春秋繁露·基义》）

【解读】

“凡物必有合”，“合各有阴阳”，古人是如此认识事物的，故《内经》论十二经脉“合各有阴阳”，讲求其“合”，论脏腑关系也谈论其“合”。

《素问·阴阳应象大论》曰：“余闻上古圣人论理人形，列别脏腑，端络经脉，会通六合。”王冰云：“六合，谓十二经脉之合也。《灵枢经》曰：太阳阳明为一合，少阴太阳为一合，厥阴少阳为一合，手足之脉各三，则为六合也。”

《灵枢·本脏》曰：“肺合大肠……心合小肠……肝合胆……脾合胃……肾合三焦、膀胱。”是为脏腑之“合”。

以上所说的十二经脉之合和脏腑之合，其中“各有阴阳”，与《春秋繁露》之说完全相符。从而可知经脉“六合”和脏腑相合论说的思想渊源。

【原文】

阳气出于东北，入于西北，发于孟春，毕于孟冬，而物莫不应是。阳始出，物亦始出；阳方盛，物亦方盛；阳初衰，物亦初衰。物随阳而出入……由此可见，贵阳而贱阴也。

（《春秋繁露·阳尊阴卑》）

【解读】

古人依据日升日落的自然现象，以为阳气出于东北，入于西北。

又夏历孟春为正月。《吕氏春秋·孟春纪》曰“孟春之月，日在营室（二十八宿之一）……是月也，以立春……天气下降，地气上腾，天地和同，草木繁动”，故以为孟春为阳气发生之月。又孟冬为十月。《吕氏春秋·孟冬纪》曰“孟冬之月，日在尾……是月也，以立冬……天气上腾，地气下降，天地不通，闭而成冬”，故以为孟冬是阳气毕尽之月。正因为万物的生长衰杀，随阳气的盛衰，因而有“贵阳贱阴”之说。

明代医家张介宾论述阴阳云：“阴阳二气，最不宜偏，不偏则气和而生万物，偏则气乖而杀物。”（《类经扶翼·求正录·大宝论》）又说“阴以阳为主，阳以阴为根”（《类经扶翼·求正录·真阴论》）。但当论述阳气重要性的时候，却特别强调阳与生命的关系。如其《大宝论》所说：“夫阴以阳为主，此所关于造化之原，而为性命之本者，惟斯而已。”又说：“生化之权，皆由阳气……得阳者生，失阳者死……可见天之大宝，只此一丸红日，人之大宝，只此一息真阳。”

【原文】

天有五行，木火土金水是也。木生火，火生土，土生金，金生水。水为冬，金为秋，土为季夏，火为夏，木为春。春主生，夏主长，季夏主养[1]，秋主收，冬主藏。

土者，火之子也。五行莫贵于土……土者，五行最贵者也，其义不可以加矣。五声莫贵于宫，五味莫美于甘，五色莫贵盛于黄。

（《春秋繁露·五行对》）

【注释】

［1］季夏主养：与长夏主化意思相同。

【解读】

《五行对》指出：木为春，主生；火为夏，主长；土为长夏，主养；金主秋，主收；水为冬，主藏。又以为五行中土为贵。故在宫、商、角、徵、羽五声中，以宫为贵；在酸、苦、甘、辛、咸五味中，以甘为美；

在青、赤、黄、白、黑五色中，以黄为盛。凡此等等，其义与《黄帝内经》相同。

【参阅】

《春秋繁露·五行之义》:“五行之随，各如其序；五行之官，各致其能。是故木居东方而主春气，火居南方而主夏气，金居西方而主秋气，水居北方而主冬气；是故木主生而金主杀，火主暑而水主寒，使人必以其序，官人必以其能，天之数也。”

《盐铁论·论灾》:“始江都相董生，推言阴阳，四时相继。父生之，子养之，母成之，子藏之。故春生，仁；夏长，德；秋成，义；冬藏，礼。此四时之序，圣人之所则也。”

【原文】

天地之气，合而为一，分为阴阳，判为四时，列为五行。

行者，行也。其行不同，故谓之五行。

五行者，五官也，比相生[1]而间相胜[2]也，故为治。逆之则乱，顺之则治。

水生火，火生土，土生金，金生水，水生木。

（《春秋繁露·五行相生》）

金胜木，水胜火，木胜土，火胜金，土胜水。

（《春秋繁露·五行相生》）

【注释】

[1] 比相生：比邻者相生。

[2] 间相胜：相间的相胜。

【解读】

《春秋繁露》记载五行、五官，以及五行的相生、相胜。相胜，即相克。上古时设“五官”，即“五行之官”，以管理与木、火、土、金、水各物有关的事务。不仅受氏姓，封上公，并祀为神，称为“社稷五祀”。

据《左传》记载，古时少皞氏有四叔：重、该、修、熙，精能于木、金、水务。故以重为“句芒”，该为“蓐收”，修与熙为“玄冥”，世代不失职，称“三祀”。此外，颛顼氏子犁，为祝融。共工氏子句龙，为后土；烈山氏子柱为稷。自夏以上祀之。后来，周代的弃也为稷，自商代以来祀之。合成“五祀”。

《春秋繁露·五行相胜》记载：句芒执规，祝融执矩，后稷执绳，蓐收执权，玄冥执衡，是为所祀五官的形象。

由此可见，“五官”的本义是五行之官，各司其事物。然而古代医学家认为“人为一小天地”，治身与治国，其理相通。故在人体亦有“五官”之职。杨倞注《荀子·正名》“五官”云：“五官，耳、目、鼻、口、心也。”将心列于五官，是一种较早的说法。

古代医学家将五脏属诸五行，论其生理、病理、诊断治疗。

【参阅】

《素问·天元纪大论》：“寒暑燥湿风火，天之阴阳也，三阴三阳上奉之；木火土金水，地之阴阳也，生长化收藏下应之。”

《素问·宝命全形论》：“木得金而伐，火得水而灭，土得木而达，金得火而缺，水得土而绝，万物尽然，不可胜竭。”

《素问·脏气法时论》：“五行者，金木水火土也。更贵更贱，以知死生，以诀成败，而定五脏之气，间甚之时，死生之期也。”

【原文】

五行而四时者，土兼之也。金木水火虽各职，不因土，方[1]不立，若酸咸辛苦之不因甘，不能成味也。甘者五味之本也，土者五行之主也。五行之主土气也，犹五味之有甘肥也，不得不成。

（《春秋繁露·五行之义》）

【注释】

[1] 方：四方。

【解读】

以五行对应四时、五味：木主春，味酸；火主夏，味苦；金主秋，味辛；水主冬，味咸；土则四时兼有之，土旺之时，主春夏秋冬四季之末各十八日。又因金木水火均因土而立，故曰“土者五行之主也”。同时，古人以甘味为五味之本，也是土主五行的意思。

“五行而四时者，土兼之也”的认识，也影响及医学。《素问·太阴阳明论》曰：“帝曰：脾不主时何也？岐伯曰：脾者土也，治中央，常以四时长四脏，各十八日寄治，不得独主于时也。”

又张仲景《金匮要略》有“见肝之病，知肝传脾，当先实脾。四季脾旺不受邪，即勿补之”之论。

【原文】

日冬至，七十二日木用事[1]，其气燥浊而青。七十二日，火用事，其气惨阳而赤。七十二日，土用事，其气湿浊而黄。七十二日，金用事，其气惨淡而白。七十二日，水用事，其气清寒而黑。七十二日复得木。

（《春秋繁露·治水五行》）

【注释】

[1] 用事：当令。《汉书·丙吉传》：“方春，少阳用事，未可大热。”

【解读】

古人以每年冬至日起每七十二日，分属木火土金水五行，终而复始。又分述了四时五行之气的性质和所见之色，实体现了自然的概貌。

在医学上，也有五行之气五脏应之，其旺时各主七十二日说。如《素问·阴阴类论》云：“春甲乙，青，中主肝，治七十二日。”

王冰注：“然五行之气，各主七十二日，五积而乘之，则终一岁之数三百六十日，故云治七十二日也。夫四时之气，以春为始，五脏应之，肝脏合之……”

【原文】

故天地之化，春气生而百物皆出，夏气养而百物皆长，秋气杀而百物皆死，冬气收而百物皆藏。是故惟天地之气而精，出入无形，而物莫不应，实之至也。君子法乎其所贵。

（《春秋繁露·循天之道》）

【解读】

春、夏、秋、冬之气生养杀收的变化，自然界百物出、长、死、藏皆与之相应。人之所以法天地者，贵在循天之道，顺随春生、夏长、秋收、冬藏的四时变化规律。《灵枢·顺气一日分为四时》说："春生，夏长，秋收，冬藏，是气之常也，人亦应之。"

【参阅】

《素问·诊要经终论》："正月二月，天气始方，地气始发，人气在肝。三月四月天气正方，地气定发，人气在脾。五月六月天气盛，地气高，人气在头，七月八月阴气始杀，人气在肺。九月十月阴气始冰，地气始闭，人气在心。十一月十二月冰复，地气合，人气在肾……春夏秋冬，各有所刺，法其所在。"

《素问·金匮真言论》："帝曰：五脏应四时，各有收受乎？岐伯曰：有。东方青色，入通于肝……藏精于肝；南方赤色，入通于心……藏精于心；中央黄色，入通于脾……藏精于脾；西方白色，入通于肺，藏精于肺；北方黑色，入通于肾，藏精于肾。"

【原文】

木者春……民病疥瘙温体，足胻痛……

火者夏……民病血，壅肿，目不明……

土者夏中[1]……民病心腹宛[2]黄，舌烂痛……

金者秋……民病候咳嗽，筋挛，鼻鼽塞……

水者冬……民病流肿，水张[3]，痿痹，孔窍不通……

（《春秋繁露·五行逆顺》）

【注释】

［1］夏中：长夏。

［2］宛：通“郁”。

［3］张：通“胀”。

【解读】

《周礼》最早记载四时疾病，谓“春时有痟首疾，夏时有痒疥疾，秋时有疟寒疾，冬时有嗽上气疾”，是为常见的季节性疾病。

《春秋繁露·五行逆顺》所举春夏秋冬之时的多种疾病，或为论者当时当地的常见季节性疾患。认为因五行之气相逆所致。

【原文】

《易》明于阴阳，《书》长于五行。

（《盐铁论·论菑》）

【解读】

阴阳、五行学说是中医学的基本内容。《盐铁论》的论述，提示欲寻阴阳、五行学说的源头，必须溯诸《易经》和《尚书》这两部我国最古老的文化典籍。

【原文】

日者阳，阳者明；月者明，阴道冥……故阳先盛于上，众阴之类消于下；月望于天，蚌蛤盛于渊。

（《盐铁论·论灾》）

【解读】

《吕氏春秋·精通》曾云：“月也者，群阴之本也。月望则蚌蛤实，群阴盈；月晦则蚌蛤虚，群阴亏。夫月形乎天，而群阴化乎渊。”《淮南子·地形训》也说："蛤蟹珠色，与月盛衰。"是说群阴之类与月相应。

《内经》谓"人与天地相参，与日月相应"。《素问·八正神明论》以为"月郭满则血气实，肌肉坚，月郭空则肌肉减，经络虚，卫气去"，故主张"月生无泻，月满无补"。与《吕氏春秋》《淮南子》说相合。

《盐铁论》的论述，继承了前人之说，可见其对于"与天地相参，与日月相应"的阴阳感应的重视。

【原文】

阳数[1]七，阴数八。男八岁毁齿[2]，女七岁毁齿。

（《白虎通·嫁娶》）

【注释】

[1]数：谓天数。自然之数。

[2]毁齿：儿童乳齿脱落，更生新齿。

【解读】

《白虎通》男子八岁毁齿，女子七岁毁齿之说，与《素问·上古天真论》同。

《上古天真论》曰："岐伯曰：女子七岁肾气盛，齿更发长……丈夫八岁肾气实，发长齿更。"

王冰对男八女七所谓"天数"的解说是："老阳之数极于九，少阳之数次于七，女子为少阴之气，故以少阳数偶之，阳明阳气和，乃能生成其形体，故七岁肾气盛，齿更发长。""老阴之数极于十，少阴之数次于八。男子为少阳之气，故以少阴数合之。"

另在《素问·阴阳应象大论》有"七损八益"之说。王冰认为："女子以七七为天癸之终，丈夫以八八为天癸之极。然知八可益，知七可损，则各随气分，修养天真，终其天年，以度百岁。"《上古天真论》曰："女子二七天癸至，月事以时下；丈夫二八天癸至，精气溢泻。然阴七可损，则海满而血自下；阳八宜益，交会而泄精。由此则七损八益，理可知矣。”因此可知，医学上的“七损八益”之说也符合“阳数七，阴数八”之理。

【原文】

五行者，何谓也？谓金、木、水、火、土也。言行者，欲言为天行气之义也。地之承天……其位卑。卑者亲视事，故自同于一行，尊于天也。

（《白虎通·五行》）

【解读】

《白虎通·五行》认为，所谓五行的“行”，就是“为天行气”，即行天之五气的意思。也就是说，凡五行之物，其原本皆属于金木水火土之气。

土，在《易》属“坤”。《易经》说：“至哉坤元，万物资生，乃顺承天。”由于坤土顺承“天”，故“天”与“地”有其尊卑上下之别。

【参阅】

《类经图翼·五行统论》：“五行即阴阳之质，阴阳即五行之气。气非质不立，质非气不行。行也者，所以行阴阳之气也。朱子曰：五行质具于地，而气行于天。”

【原文】

土王四季各十八日……土所以王四季，何？木非土不生，火非土不荣，金非土不成，水无土不高。土扶微助衰，历成其道，故五行更王，亦须土也。王四季，居中央，不名时。土所以不名时，地，土之别名也，比于五行最尊，故不自居部职也。

（《白虎通·五行》）

【解读】

木旺于春，火旺于夏，金旺于秋，水旺于冬。唯独土，虽定位于季夏，而旺于四季后各十八日。

《白虎通》论木、火、金、水与土的关系，认为木非土不生，火非土不荣，金非土不成，水非土不高，就这些日常之例，以阐明其义，说明“五行更生”，皆离不开土，可见土在五行中的重要地位。

在中医学中，也有“土不主时”的相关理论。《素问·太阴阳明论》曰:“脾不主土时，何也？岐伯曰：脾者土也，治中央，常以四时长四脏，各十八日寄治，不得独主于时也。脾脏者，常著胃土之精也。土者生万物而法天地，故上下至头足，不得主时也。”以上理论，皆在说明脾胃在四时长养其他脏腑乃至全身上下的重要生理作用。

《素问·玉机真脏论》在论述四时脉象的时候，也强调脾胃的重要性。“帝曰：四时之序，逆之变异也，然脾脉独何主？岐伯曰：脾脉者土也，孤脏以灌四傍者也”。故其太过与不及，皆致疾病。

同书《平人气象论》又说:“平人之常气禀于胃，胃者，平人之常气也。人无胃气曰逆，逆者死。”故四时之脉皆须有胃气，所谓“夏以胃气为本”，“秋以胃气为本”，“春以胃气为本”，“长夏以胃气为本”，“冬以胃气为本”。所谓无胃气者，但得真脏脉，不得胃气也。

土旺于四季各十八日的论述，在治病时也有参考价值。如张仲景《金匮要略》说:“上工治未病者，见肝之病，知肝传脾，当先实脾。四季脾旺不受邪，即勿补之。”

总之，论五行，则木、火、金、水皆离不开土；论五脏，则肝、心、肺、胃亦离不开土。土虽定位于长夏，但在春夏秋冬四季，皆寄寓于土。在此，足见土的重要性。

【参阅】

《五行大义》引颜氏《春秋释例》:“五行生数，未能变化各成其事……《传》曰:配以五成。案曰:水数一，得土（五数）而成六;火数二，得土而成七。故《月令》四时皆言成数，言金、木、水、火，皆须土而成也。”

【原文】

五行所以更王，何？以其转相生，故有终始也。木生火，火生土，土生金，金生水，水生木。是以木王，火相，土死，金囚，水休。王所胜者死，囚故王者休。

（《白虎通·五行》）

【解读】

《白虎通·五行》论述五行"更王"故有终始。内容较多，五行各有，以上所举，仅为其一。

五行相生相克之理，在《黄帝内经》涉及甚多。王冰注《素问》引古《阴阳书》"木生火"，"火生土"，"土生金"，"金生水"，"水生木"之说，与《白虎通·五行》相同。至于五行"王""相""死""囚"类似的说法，在《淮南子》等书中也有记载。如《淮南子·地形论》曰："木壮，水老，火生，金囚，土死；火壮，木老，土生，水囚，金死；土壮，火老，金生，木囚，水死；金壮，土老，水生，火囚，木死；水壮，金老，木生，土囚，火死。"说明了五行之间的复杂关系。

大概在东汉之后的医学著作中，论述五脏在春夏秋冬等季节或不同时日的盛衰状况，也有了"王""废""囚""死"或"王""囚""死"等相似说法。

如《脉经·肝胆部》又称为"相""王""废""困""囚""死"，曰："肝……其相冬三月，王春三月，废夏三月，四季夏六月（季夏，土王木囚），死冬三月。其五日甲乙，王时平旦日出；其困日戊己。困时食时日昳；其死庚辛，死时晡时日入。"其他诸脏也有类似的论述。这对与诊断五脏疾病的转变预后，具有一定的临床意义和参考研究价值。

【参阅】

《古微书·春秋斗运枢》："四时，生者休，王所生者死，相所生者囚。假令春之三月木王，水生木，木胜土，土死，木生，火相。已所生者相，相所生者囚。"

《五行大义》:“休王之义，凡有三种。第一种五行休王……五行休王者，春则木王，火相，水休，金囚，土死；夏则火王，土相，木休，水囚，金死；六月则土王，金相，火休，木囚，水死；秋则金王，水相，土休，火囚，木死；冬则水王，木相，金休，土囚，火死。”

【原文】

五脏者何也？谓肝心肺肾脾也。肝之为言干也……肾之为言写[1]也，以窍写也；脾之为言辨[2]也，所以积精禀气也。

肝，木之精也……东方者阳也，万物始生，故肝象木，色青而有枝叶。目为之候，何？目能出泪而不能内[3]物……肺者，金之精；义者，断决[4]。故肺象金，色白也。鼻为之候，何？鼻出入气，高而有窍……亦有孔穴……鼻能出纳气也……心，火之精也。南方尊阳在上……心象火，色赤而锐[5]也……耳为之候，何？耳能遍内外、别音语，火照有似于礼[6]，上下分明。

肾者，水之精。智者……北方水，故肾色黑；水阴，故肾双。窍为之候，何？窍能泻水，亦能流濡。

脾者，土之精也。土尚任养万物为之象，生物无所私，信之至也。故脾象土，色黄也。口为之候，何？口能啖尝，舌能知味，亦能出音声，吐滋液。

故《元命苞》曰:“目者，肝之使，肝者木之精……鼻者肺之使，肺者金之精，制割立断。耳者心之候，心者火之精……阴[7]者肾之写，肾者水之精……口者脾之门户，脾者土之精……主变化[8]者也。”

或曰:“口者心之候，耳者肾之候。”或曰:“肝系于目，肺系于鼻，心系于口，脾系于舌，肾系于耳。”

（《白虎通·性情》）

【注释】

[1]写：通“泻”。

[2] 辨：联系下句“积精禀气”，意为分别饮食五味之精、气。

[3] 内：通“纳”。

[4] 断决：形容“金”之性。

[5] 锐：指心的外形，有心尖部分，故曰锐。

[6] 火照有似于礼：火照，烛照的意思。儒家的礼要求“上下分明”，故有此句。

[7] 阴：指前后阴，即上所谓“窍”。

[8] 变化：指变化饮食五味。《素问·灵兰秘典论》：“脾胃者，仓廪之官，五味出焉。”

【解读】

古时对于五脏的名称，早有定论。但对于五脏之外“候”，即五脏之“窍”，尚未有完全统一的说法。

根据《白虎通》的记载，在东汉时，有“肝系于目，肺系于鼻，心系于口，脾系于舌，肾系于耳”之说。其“心系于口”及“脾系于舌”的说法，又与“舌者心之候”之说有出入。

又《元命苞》“耳者心之候”与《白虎通》“心……耳之候”，“心系于口，脾系于舌，肾系于耳”之说相左。

其实在《素问》中，五脏开窍的问题同样有不同说法。《素问·金匮真言论》曰：“南方赤色，入通于心，开窍于耳，藏精于心”，与同书《阴阳应象大论》“心主舌……开窍为舌”之说不同。

王冰认为：“舌为心之官，当言于舌，舌用非窍，故云耳也。《缪刺论》曰手少阴之络，会于耳中。又取代也。”则以“舌用非窍”及“手少阴之络会于耳中”为由，认为开窍于耳是正确的。

同时，王氏注经文“在窍为舌”句云：“《金匮真言论》曰：南方赤色，入通于心。开窍于耳。寻其为窍，则舌义便乖。”进一步否定了舌为心窍之论。如上所述，《白虎通》的记载可与《素问》互参。

【原文】

六腑者，何谓也？谓大肠、小肠、胃、膀胱、三焦、胆也。

腑者，谓五脏宫府也。故《礼运》记曰：六情所以扶成五性也[1]。

胃者，脾之腑也，脾主禀气；胃者，谷之委也，故脾禀气也。

膀胱者，肾之腑也。肾者，主泻，膀胱常能有热，故先决难也。

三焦者，包络腑也。水谷之道路，气之所终始也。故上焦若窍，中焦若编[2]，下焦若渡。

胆者，肝之腑也。肝者，木之精也，主仁。仁者不忍，故以胆断也，是以肝胆二者必有勇也。肝胆异趣，何以知相为腑也？肝者，木之精也……人怒无不色青目眽张[3]者，是其效也。

小肠、大肠，心肺之腑也……肠为心肺主，心为肢体主，故为两腑也。目为心视，口为心谭，耳为心听，鼻为心嗅，是其肢体主也。

（《白虎通·性情》）

【注释】

［1］六情所以扶成五性也：考《礼记·礼运》曰："何谓人情？喜、怒、哀、惧、爱、恶、欲，七者弗学而能。"而无"六情"此句。

［2］编：串联竹简的绳子。

［3］眽（rèn）张：瞋目而视貌。

［4］谭：谈。

【解读】

《白虎通》论"六腑"之说与《内经》基本相同。

《礼运》无"六情者，所以扶成五性"之句，或是《白虎通》对《礼运》"何谓人情？喜、怒、哀、惧、爱、恶、欲，七者弗学而能"句的理解。

关于"脾气禀气"问题。在《素问·太阴阳明论》中有一段专论，讲得更为明白，其文曰："四肢皆禀气于胃，而不得至经，必因于脾乃得禀也。"如果脾病不能为胃行其津液，则四肢不得禀水谷之气，气日以衰，脉道不利，筋骨肌肉无期以生，故四肢不用，瘦弱无力。

“膀胱常能有热”句，是《白虎通》对膀胱生理病理情况的重要论述，值得重视。

《灵枢·营卫生会》曰：“上焦如雾，中焦如沤，下焦如渎。”而《白虎通》则云“上焦若窍，中焦若编，下焦若渡。”“上焦开发，宣五谷味，熏肤充身泽毛，若雾露之溉”，故谓“上焦如雾”“上焦若窍”，其意有相通之处。“中焦如沤”，“沤”，久浸之意，谓腐熟水谷。《白虎通》谓“中焦若编”，“编”为交织之意，又指串联竹简的绳子，则较为费解，或为贯穿上下之意。

《素问·灵兰秘典论》曰：“肝者，将军之官，谋虑出焉。胆者，中正之官，决断出焉。”《奇病论》又曰：“夫肝者，中之将也，取决于胆。”其论与《白虎通》“以胆断焉”之说相同。《白虎通》“人怒，无不色青、目脤者”，其情在《灵枢·论勇》中有更详细的记述，曰：“勇士者，目深以固，长衡直扬，三焦理横。其心端直，其肝大以坚，其胆满以傍。怒则气盛，而胸张，肝举而胆横，眦裂而目扬，毛起而面苍。此勇士之由然者也。”将勇士之怒的形象描写得栩栩如生。

此外，《白虎通》还将目视、口谈、耳听、鼻嗅等，称为“心视”“心谈”“心听”“心嗅”，则将心的生理作用分析得更为具体，可补《内经》所未言。

【参阅】

《释名·释形体》：“肾，引也。肾属水，主引水气贯诸脉也。”

《释名·释形体》：“脾，裨也。裨助胃气，主化水谷也。”

《古微书·元命苞》：“脾之为言附著也。”

《五行大义》引《元命苞》：“脾者，并也。心得之而贵，肝得之而兴，肺得之而大，肾得之则化。”

《五经大义》引《异议》：“今《尚书》欧阳说：肝，木也；心，火也；肺，金也；肾，水也；脾，土也。古《尚书》：脾，木也；肺，火也；心，土也；肝，金也；肾，水也。”

【原文】

夫人所以生者，阴阳气也。阴气主为骨肉，阳气主为精神。人之生也，阴阳气具，故骨肉坚，精气盛。精气为知，骨肉为强，故精神言谈，形体固守。骨肉精神，合错相持，故能常见而不灭亡也。

（《论衡·订鬼》）

【解读】

《论衡》以有形的骨肉属阴，无形的精神属阳。阴阳相合，故骨肉精神强固可见。其论说实属于当时形神论的观点，也与《内经》之旨相合。

【原文】

或曰：五行之气，天生万物。以万物含五行之气，五行之气更相贼害。

……且一人之身，含五行之气，故一人之行，有五常之操。五常，五常之道也。五脏在内，五行气俱。

（《论衡·物势》）

【解读】

《孟子》曾说：“万物皆备于我。”王充的这段论述，可作孟子此言的解释。且说明了人与天地合一，与万物息息相关，是一个大整体。

张仲景在《伤寒杂病论》中也强调“人禀五常”。懂得了这一道理，就能对中医学理论有更深的理解。在医理中，不仅五脏分属五行。凡天地间五行之气内通于五脏。而且在五脏中又各具五行之气，即张介宾论“五行互藏”所称的“五行之理，交互无穷”。

【参阅】

《素问·太阴阳明论》：“阳者，天气也，主外；阴者，地气也，主内……故喉主天气，咽主地气……脾脏者常著胃土之精也。土者生万物而法天地。"

《素问·五脏别论》:"脑髓骨脉胆女子胞，此六者地气之所生也，皆藏于阴而象于地，故藏而不泻，名曰奇恒之腑。夫胃大肠小肠三焦膀胱，此五者，天气之所生也，其气象天，故泻而不藏，此受五脏浊气，名曰传化之府。"

《素问·平人气象论》:"人之常气禀于胃……藏真散于肝，肝藏筋膜之气也……藏真通于心，心藏血脉之气也……藏真高于肺，以行营卫阴阳也……藏真下于肾，肾藏骨髓之气也。"

《类经图翼·五行统论》:"五者之中，有互藏者……五行之理，交互无穷。"

《类经图翼·运气》:"五行之中，复有五行。"

《景岳全书·经脉类》:"五脏五气，互不相涉，故五脏中皆有神气，皆有肺气，皆有脾气，皆有肝气，皆有肾气。""五脏相移，精气互错。"

【原文】

凡物能相割截者，必异性者也，能相奉成者，必同气者也。是故离下兑上曰革。革，更也。火金殊气，故能相革。如俱火而皆金，安能相成?

(《论衡·遣告》)

【解读】

《周易》革(䷰)卦，离(☲)下兑(☱)上。

《彖》曰:"天地革而四时成。"

王充《论衡》据《易经》，举"革"卦以阐说异性相革的问题。他认为，凡同气之物相奉相成，而性异者相割相革。

在五行学说中，有相生、相克。因火、金殊气，故火能克金，而能"相革"。革，有更改、更新的涵义。从这一意义而论，可以悟知，五行相克实也有其积极的作用。所谓“克”也不是绝对的，在其中也寓有“生”的意义。

【原文】

以甲、乙日病者，其死生之期，常在庚、辛之日。

（《论衡·订鬼》）

【解读】

《论衡》所说以甲乙日病者，其死生之期常在庚辛之日。与《素问》之论相符。

《素问·刺热》记载：“肝热病者，小便先黄，腹痛多卧身热，热争则狂言及惊，胁满痛，手足躁，不得安卧。庚辛甚，甲乙大汗，气逆则庚辛死。”王冰注云：“肝主木，庚辛为金，金克木，故甚，死于庚辛也。甲乙为木，故汗于甲乙。”

可见其说，实本之于五行学说。

【原文】

《易》京氏[1]布六十四卦于一岁中，六日七分，一卦用事。卦有阴阳，气有升降。阳升则温，阴升则寒。由此言之，寒温随卦而至，不应政治也……京氏占寒温以阴阳升降，变复之家以刑赏喜怒，两家乖迹。

（《论衡·寒温》）

【注释】

[1] 京氏：西汉今文易学“京氏易”的创始人，律学家，学《易》于焦延寿。以“通变”说易，好讲灾异。元帝时为博士，屡次上疏，以灾异推论时政得失。劾奏石显等专权，出为太守，不就下狱而死。

【解读】

据《论衡·寒温篇》可知，当时有京氏易法和“变复之家”论易，两家之说殊途。

京氏将六十卦分布于一年，卦主六日七分。卦分阴阳，由阴阳之气的升降情况以占气候寒温。显然属于自然科学。

“变复之家”则以“刑赏喜怒”论说政治，属谶讳之说。

【参阅】

《素问·四气调神大论》“春三月……生而勿杀，予而勿夺，赏而勿罚，此春气之应，养生之道也”，是采取了以上两家之说的合理成分，而不同于谶讳说的生搬硬套，近乎不经。

【原文】

人身体形貌皆有象类，骨法角肉各有分部，以著性命之期，显贵贱之表。一人之身，而五行八卦之气具焉。故师旷[1]曰赤色不寿，火家姓易灭也。《易》之《说卦》：巽为人多白眼。相扬四白[2]者兵死，此犹金伐木也。经曰：近取诸身，远取诸物。圣人有见天下之至赜[3]，而拟诸形容，象其物宜。此亦贤人之所察，纪往以知来，而著为宪则[4]也。

……然其大要，骨法为主，气色为候。五色之见，王废[5]有时。智者见祥，修善迎之；其有忧色，循行改尤[6]。愚者反戾，不自省思，虽休征[7]见相，福转为灾。

（《潜夫论·相列》）

【注释】

［1］师旷：春秋时晋国乐师。目盲，善弹琴，精于辨音。

［2］四白：眼黑睛四旁的白睛。

［3］至赜：最幽深玄妙。

［4］宪则：宪章法则。

［5］王废：旺废。

［6］尤：过失。

［7］休征：吉祥的征兆。

【解读】

《潜夫论·相列》所说的以上内容有关于相术。旧时相术推测人的吉凶贵贱，固为迷信之说。但若剔除其糟粕部分，其中也存在一些有关医学上望诊的资料，可供参考。如《相列》所说“气色为候，五色之见，王废有时”，医理相同；“赤色不寿”，临床上心肝火旺、阴虚阳亢的人往往有脑卒中的危险。

在古时的“色脉诊”文献中，或掺杂一些相术内容，早在《灵枢经》中已有之。后世的“太素脉”也据脉象以言吉凶禄命，读者必须甄别。

【参阅】

《逸周书·太子晋解》：“汝色赤白，火色不寿。”

《长短经·察相篇》注引《相经》云：“五色并以四时判之。春三月，青色王，赤色相，白色囚，黄、黑二色皆死。夏三月，赤色王，白色、黄色皆相，青色死，黑色囚。秋三月，白色王，黑色相，赤色死，青、黄二色皆囚。冬三月，黑色王，青色相，白色死，黄与赤二色囚。若得其时色王相者吉，不得其时色王相若囚死者凶。”

《灵枢·五色》：“五色独决于明堂……明堂者鼻也……五脏安于胸中，真色以致，病色不见，明堂润泽以清。”“大气入于脏腑者，不病而卒死矣……赤色出两颧，大如拇指者，病虽小愈，必卒死。黑色出于庭，大如拇指，必不病而卒死。”

四、天地人

《周易》称天、地、人之道为“三才之道”。人居天地之间，即《素问》所谓人在天地气交之中，无时无刻不受其影响。不仅关系密切、复杂，而且还有其规律可循。

《尚书·尧典》记载，古人“朞三百六旬有六日，以闰月定四时，成岁”。掌握这种自然规律，以治理百工。故医学也遵守这一时间规律，在《内经》中关涉甚多。

《周礼·考工记》以动、植物为例，提示了“天时”“地气”对人类生存的重要影响。

《大戴礼记·曾子天圆》记叙曾子之说，以纠正人们对“天圆而地方”说的误解。同书《礼记》所载的“春生夏长，秋收冬藏”，是“九州”一年四季的自然规律，万物生存的法则。《内经》论医学方面的生理和养生，最重于此。

《老子》云“人法地，地法天，天法道，道法自然”，体现了道家遵守自然规律的思想。

《庄子》提出“人与天一”，“形全精复，与天为一”，是道家的“天人合一”论。

后《列子》又有“一体之盈虚消息，皆通于天地，应于物类”的名论。认识到万物与人皆盗取天地阴阳之和气而生存，故密切而不离。

《管子》记载，春生夏长，秋收冬藏，“古今如一”。古人依此而发布政令，春生而勿杀，赏而勿罚，秋罚而勿赏，夺而无予。《素问·四气调神大论》，遵此而有所取舍。

《墨子》强调，人必“尚同乎天”，以避免“疾菑疾疫”。

《荀子》以为，人类之所以能居处于天地之间，以其能中和合一，又指出必须“明于天人之分”，“天行有常，应之以治则吉”。亦主张遵循自然规律而行事。

《吕氏春秋·序意》主张“法天地”，谓“上揆之天，下验之地，中节之人”，即《内经》“人与天地相参”之理。《吕氏春秋》论万物之情有阴阳离合，谓之“天常”。《素问》亦有《阴阳离合论》，亦属于此。此外，还举春雷发，时雨降，而蛰虫动，草木萌，以及饮食居处适而九窍血脉通利，此说明“物之相应”，悉与医理相符。

《淮南子》论人“与天地相参”，而“心为之主”，与《内经》之旨同。

《春秋繁露》认为，人的喜怒哀乐至时而发，如春夏秋冬至时而现，皆“天气”致然，故“宜直行而无郁滞”。同时，天气与人的情绪也息息相关，称之为“合类”。并以为人居天地之间，有阴阳之气，犹如鱼不离水，故认为“天人之际，合而为一”。又谓春生夏长，秋收冬藏，“天人同有之”。而且，天地阴阳之气与人的阴阳相应，“物以类应之而动”，故天将阴雨而病动，病至夜间而益甚，与医理相合。

《论衡》重视“推自然之性，与天合同”，认为“物应天气”，“自然，道也”，故主张“合于自然”。

纵观《易经》《尚书》，儒、道诸家，其对于崇尚自然，“人与天地相参”之旨殆无异论。因而，无论在《灵枢》《素问》，以及《难经》等医书中，所反复强调的“人与天地相参”论的出现，实非偶然，也非医家独持之说，而是春秋战国乃至于汉代以后学术界的一种共同认识。由此，也就确立了中医学的整体观思想和“天地人”医学模式。

【原文】

朞[1]三百有六旬[2]有六日，以闰月[3]定四时，成岁[4]。允厘[5]百工，庶[6]绩咸熙[7]。

（《尚书·虞书·尧典》）

【注释】

[1] 朞：同“期”，周期。此处指一周年。孔传：“匝四时曰朞。”

[2] 旬：十天。《说文》：“十日为旬。”

[3] 闰月：历法术语。地球公转一周的时间为365天5时48分。夏历把一年定为12个月，大约30天，小月29天，所余的时间约不到12天，近三年余下的时间成一月，加在一年里，设为闰月，以保证历法的设置和自然气候的变化相协调。孔传：“一岁十二月，月三十日，正三百六十日；除小月六，为六日，是为一岁有余十二日；未盈三岁足得一月，则置闰焉，以定四时之气节，成一岁之历象。”

[4] 岁：年。周代以前称年为岁，源于岁星（即木星）运行一次的周期，后即作为年的通称。

[5] 厘：治理。

[6] 庶：百姓，众民。

[7] 熙：兴盛。

【解读】

我国古代农业社会，对天文、历法的研究颇为先进。《尧典》记载古人定周年、置闰月、明四时。历法的设置明确了自然气候的变化与春生、夏长、秋收、冬藏的规律。人类顺应此规律而生存，各行各业皆准此规律而取得成绩。

医为“百工”之一。与农业一样，尤其重视“人与天地相参”之理，故必然据一年四时之序论医，如《素问·六节藏象论》说：“天为阳，地为阴；日为阳，月为阴。行有分纪，周有道理。日行一度，月行十二度而有奇焉，故大小月三百六十五日而成岁，积气余而盈闰矣。立端于始，表正于中，推余于终，而天度毕矣。”“终朞之日，周而复始，时立气布，如环无端。”《灵枢经》又云：“岁有三百六十五日，人有三百六十节。”（《邪客》）“四时之气……春生夏长，秋收冬藏，是气之常也，人亦应之……治之奈何？顺天之时，而病可与期。”《顺气一日分为四时》）

【原文】

天有时，地有气，材有美，工有巧。合此四者，然后可以为良。材美工巧，然而不良，则不时、不得地气也。

橘逾淮[1]而北为枳，鸲鹆不逾济，貉[2]逾汶[3]则死，此地气然也……迁乎其地弗能为良，地气然也……天有时以生，有时以杀；草木有时以生，有时以死。

（《周礼·冬官考工记》）

【注释】

［1］淮：淮水，淮河。源出于河南省桐柏山，东流经河南、安徽等省，入洪泽湖。以下主流出三河，经高邮湖，由江都县入长江。

［2］貉：即狗獾。穴居于河谷、山边和田野间。

［3］汶：汶水。今名大汶水或大汶河。源出于山东莱芜北，西南流经东平南，至梁山东南入济水。

【解读】

橘和枳，皆属芸香科植物，其品种各有多种。南方之橘移至北方，不适宜于生长，故有退化情况，其外形如枳而实非枳。中药枳实的基原为枸橘、酸橙或香橼的幼果；橘，为福橘、朱橘等多种橘类的成熟果实。今橘、枳主产于南方，唯有绿衣枳实亦产于陕西。

《周礼》举橘、貉为例，说明动植物所处的地理环境，影响其生存情况。不仅“地气”的影响，而且“天时”也往往是决定因素，所谓“天时有生杀，草木有生死”。唯有天时、地气和材美、工巧这四方面都具备的物品方可称为优良。

中医治病，多用动植物药品，更强调使用“良药”，故孙思邈《千金翼方》十分讲究“采药时节”和“药出州土”，认为“采取不知时节，不以阴干暴干，虽有药名，终无药实，故不依时采取，与朽木不殊。虚费人功，卒无裨益”。又指出“学者须知其出药土地……其余州土，皆由不堪进御”。总之，只有在合天时、得地气的条件下才有优良药材，而有了良材，又必需巧工修治炮制。

《千金翼方·药录纂要》列述“药出州土”，有唐代当时的关内道、河南道、河东道、河北道、山南西道、山南东道、淮南道、江南东道、江南西道、陇右道、河西道、剑南道、岭南道所属各州产药。此即后世所谓的“地道药材”。

【参阅】

《本草拾遗》:“旧云江南为橘，江北为枳。今江南俱有枳橘。江北有枳无橘，此自是别种，非关变也。”

《备急千金要方·序例》:“或曰，古人用药至少，分两亦轻，差病极多，观君处方费不烦重，分两亦多，而差病不及古人者何也？答曰：古者日月长远，药在土中，自养经久，气味真实……今时日月短促，药力轻虚，人多巧诈……又古之医者，自将采取，阴干暴干，皆悉如法，用药必依土地，所以治十得九。今之医者，但知诊脉处方，不知采药时节，至于出处土地、新陈虚实皆不悉，所以治十不得五六者，实由于此。”

【原文】

占梦掌其岁时，观天地之会，辨阴阳之气，以日月星辰占六梦之吉凶，一曰正梦，二曰噩梦，三曰思梦，四曰寤梦，五曰喜梦，六曰惧梦。

（《周礼·春官宗伯》）

【解读】

古人早已研究“梦”的产生。《周礼》有“占梦”，将“梦”分为六种。其中噩梦、思梦、喜梦、惧梦等。虽多从情志的变动情况命名，但从占梦者“掌其岁时，观天地之会，辨阴阳之气，以日月星辰占六梦之吉凶”来看，却是注重于天、地、人三者的影响。当然在其中还有较重的迷信色彩。

此后，汉《潜夫论》又分析梦为十种。《列子》以为“神之所交谓之梦”，并称六梦为“六候”。刘宋时刘义庆《世说新语》载梁·刘孝标对《周礼》六梦作有解说，云：“《周礼》有六梦，一曰正梦，谓无所感动，平安而梦也；二曰噩梦，谓惊愕而梦也；三曰思梦，谓觉时所思念也；四曰寤梦，谓觉时道之而梦也；五曰喜梦，谓喜悦而梦也；六曰惧梦，谓恐惧而梦也。按乐所言想者，盖思梦也；因者，盖正梦也。”（《世说新语·文学》）

【原文】

单居离问于曾子曰：“天圆而地方者，诚有之乎？”曾子曰：“如诚天圆而地方，则是四角之不掩也。”

（《大戴礼记·曾子天圆》）

【解读】

《大戴礼记》借曾子的话，以纠正人们对“天圆地方”说的误解。

“天圆地方”之说，古已有之，故《大戴礼记·曾子天圆》有“诚有之乎”的设问。而曾子因此明确指出，如确是天圆地方，则岂非其四角不掩吗？

《易·说卦》说：“乾为天，为圜。”古人不仅凭直觉视天，而且察日月星辰的运行而认为“天圆”。

至于“地方”之说，实与古时建国封疆的制度有关。《周礼·地官司徒》记载，大司徒之职“以天下土地之图，周知九州之地域”。“乃建王国焉，制其畿，方千里而封树之。凡建邦国，以土圭土其地而制其域。诸公之地，封疆方五百里……诸侯之地，封疆方四百里……诸伯之地，封疆方三百里……诸子之地，封疆方二百里……诸男之地，封疆方百里。”

《淮南子·地形训》也说："九州之大，纯方千里。"可见古时王国和公、侯、伯、子、男诸邦国的疆域大小，都以"方"来计算，这就是所谓的"地方"。也由此可知，《素问·五运行大论》"地为人之下，太虚之中者也……大气举之也"所说的"地"，是一个大的概念，即今人所说的地球，而"地方"之"地"，则是一个较小的地域概念。

在《黄帝内经》中，也多处出现"天圆地方"之说。如《灵枢·邪客》："天圆地方，人头圆足方以应之。"须知，在此言"人与天地相应"，乃是以天地比喻头足的高下，而意不在方圆。然而人们多执着于"天圆地方"而诟病古人，实是无此必要的。事实上由于古人的认识思维和行文表达方式与今人有很大差异，所以我们阅读古书应该参通其意而不为文字所拘。

【原文】

春作夏长……秋敛冬藏……

（《礼记·乐记》）

【解读】

春作夏长，秋敛冬藏，凡天地间的动植物无不遵循这一自然规律。顺之则生成，逆之则败坏。

在春秋战国时，诸子百家皆重视春作夏长、秋敛冬藏的常道。无论治国，还是务农，必须遵守斯道。作为医学家，同样十分重视之。

人的生理符合春作、夏长、秋敛、冬藏的规律。

《灵枢·顺气一日分为四时》说："春生，夏长，秋收，冬藏，是气之常也，人亦应之。"

又《素问·脉要精微论》说："脉其四时动奈何？……四变之动，脉与之上下，以春应中规，夏应中矩，秋应中衡，冬应中权……春日浮，如鱼之游在波；夏日在肤，泛泛乎万物有余；秋日下肤，蛰虫将去；冬日在骨，蛰虫周密，君子居室。"对春、夏、秋、冬四时脉象做了形象的描述。

不仅如此，中医还强调养生必须“因时之序”。《素问·四气调神大论》论春三月，有“养生之道”；夏三月，有“养长之道”；秋三月，有“养收之道”；冬三月，有“养藏之道”。元·丘处机《摄生消息论》春、夏、秋、冬“摄生消息”，悉据《四气调神大论》。

金代医家李东垣以《脾胃论》著称。他将脾胃论谷气上升喻为春生夏长之令，以脾胃谷气下流喻为秋冬收藏之令，以为“阴阳所奉，谓脾胃既和，谷气上升，春夏令行，故其人寿；阳精所降，谓脾胃不和，谷气下流，收藏令行，故其人夭”。诸多脾胃病的产生，由水谷精微不能上奉于身所致。古人又将一日之中人身正气的生长盛衰喻为春生夏长、秋收冬藏。

此外，在治疗用药时，春夏之时，凡升提发散的药当慎用；秋冬之时，凡沉降下泄之剂须慎之。这都与春生夏长、秋收冬藏之道有关。

【参阅】

《尔雅·释天》：“春为发生，夏为长嬴，秋为收成，冬为安宁。四气和为通正，谓之景风。”

《墨子·三辩》：“农夫春耕夏耘，秋敛冬藏。”

《史记》卷一三〇《太史公自序》：“夫春生夏长，秋收冬藏，此天道之大经也。弗顺则无以为天下纲纪。故曰四时之大顺，不可失也。”

【原文】

东方者春，春之为言蠢也，产万物者圣也。南方者夏，夏之为言假也，养之、长之、假之，仁也。西方者秋，秋之为言愁也，愁之以时，察守义者也。北方者冬，冬之为言中也，中者藏也。

（《礼记·乡饮酒义》）

【解读】

这是古人对春、夏、秋、冬所作音训方面的引申理解。说明东方之气为春，南方之气为夏，西方之气为秋，北方之气为冬。春季蛰虫蠢动，万物产生，夏季万物长养，秋季气象多愁，冬季万物中藏。其将四时喻为“圣”“仁”“守义”等，显然牵强，但却反映其出当时儒家的思想。

【原文】

人法地，地法天，天法道，道法自然。

（《老子·二十五章》）

【解读】

古称天、地、人为“三才”（“才”亦作“材”）。《易·系辞下》：“有天道焉，有人道焉，有地道焉，兼三材而两之。”人居于天地之间，天覆地载，必须顺应于其所赖以生存的环境。

《老子》之所以提出“人法地”，是因为人生大地之上，藉以为生，其关系最为亲近；“地法天”，是由于“地为人之下，太虚之中者也……大气举之也”（《素问·五运行大论》）。

“天法道，道法自然”，是说道本自然，“法道”者亦法自然而已。

天地与人的关系最为密切紧要。《素问·宝命全形论》说：“人以天地之气生。”“人生于地，悬命于天。天地合气，命之曰人。”因而强调“上知天文，下知地理，中知人事”。（《素问·著至教论》）无论养生、治病，皆主张“法天则地”，实即发于自然之道。

又《老子·四十二章》曰：“一生二，二生三，三生万物。”《淮南子·天文训》由此而接着论述说：“以三参物，三三如九……因而九之。”《素问·三部九候论》所论的三部九候诊脉法，即所谓合于“天地之至数”。其文云：“天地之至数，始于一，终于九焉。一者天，二者地，三者人。因而三之，三三者九，以应九野。故人有三部，部有三候，以决生死，以处百病，以调虚实，而除邪疾。”

由此可见，我国古代医学思想与《老子》哲学实有一脉相承的关系。

【原文】

春者，阳气始上，故万物生；夏者，阳气毕上，故万物长；秋者，阴气始下，故万物收；冬者，阴气毕下，故万物藏。故春夏生长，秋冬收藏，四时之节也。赏赐刑罚，主之节也。四时未尝不生杀也，主未尝不赏罚也，故曰：春秋冬夏不更其节也。

天覆万物而制之，地载万物而养之，四时生长万物而收藏之。古以至今，不更其道，故曰：古今一也。

（《管子·形势》）

【解读】

《管子》认为，春生夏长秋收冬藏，古今不更其道。其论四时生长收藏之理，与医理颇同。

《素问·玉机真藏论》说："春脉者肝也。东方木也，万物之所以始生也，故其气来耎弱，轻虚而滑，端直以长，故曰弦，反此者病……夏脉者心也。南方火也，万物之所以盛长也，故其气来盛去衰，故曰钩，反此者病……秋脉者肺也。西方金也，万物之所以收藏也，故其气来轻虚以浮，来急去散，故曰浮，反此者病……冬脉者肾也。北方水也，万物之所以合藏也，故其气来沉以搏，故曰营，反此者病。"

《素问》结合春生、夏长、秋收、冬藏的自然之道，以说明在"天人相应"的情况下，人体正常脉象的季节性变化。即《灵枢·顺气一日分为四时》所谓"春生夏长，秋收冬藏，是气之常也，人亦应之"。

【原文】

以冬日至始，数四十六日，冬尽而春始。天子东出其国四十六里而坛。服青而绕[1]青……发出令曰：生而勿杀，赏而勿罚，罪狱勿断，以待期年。教民樵室钻燧，墐[2]灶泄井，所以寿民[3]也。

以夏日至始，数九十二日，谓之秋至。秋至而禾熟。天子祀于太惢[4]，西出其国百三十八里而坛，服白而绕白……发号出令："罚而勿

赏，夺而勿予；罪狱诛而勿生，终岁之罪，毋有所赦。”

（《管子·轻重》）

【注释】

［1］绕（miǎn）：同“冕”，礼冠。

［2］墐：用泥涂。

［3］寿民：使人民健康长寿。

［4］太惢（suǒ）：古代天子祭祀之所。

【注释】

在周代，称生与杀、赏与罚、予与夺六者为“六法”。至汉称“六律”。

《管子》记载：春至，天子往东，服青，发令云：“生而勿杀，赏而勿罚。”秋至，天子往西，白服，发令云：“罚而勿赏，夺而勿予。”

《淮南子·本经训》记载：“四时者，春生夏长，秋收冬藏。取予有节，出入有时，开阖张歙，喜怒刚柔，不离其理。六律者，生之与杀也，赏之与罚也，予之与夺也。非此无道也。”

“六律”出于天子的号令，其影响自然很大。甚至连医学家也将其与四时养生结合起来。《素问·四气调神大论》曰：“生而勿杀，予而无夺，赏而勿罚，此春气之应，养生之道也。”

然而，在论述“秋气之应”时，《素问》不提《管子》所谓的“罚而勿赏，夺而勿予”。足见古医学家在此，实是根据医学养生的具体情况，而对“六律”有所取舍，而绝不机械地套用。

“六律”的规定，糅合了先秦阴阳家和法家的思想。

【参阅】

《素问·四气调神大论》曰：“春三月，此为发陈。天地俱生，万物以荣，夜卧早起，广步于庭，被发缓形，以使志生，生而勿杀，予而勿夺，赏而勿罚，此春气之应，养生之道也。逆之则伤肝。”

【原文】

天地与我并生，万物与我为一。

（《庄子·齐物论》）

泛爱万物，天地一体也。

（《庄子·天下》）

【解读】

《齐物论》的“论”字，在古代与“伦”相通。“伦”，即“类”的意思。故“物伦”即“物类”。

《齐物论》通篇大旨，言世界上物形形色色，各有不同，但其实仍系一物，所谓“彼出于是，是亦因彼”；又宇宙之中变化不已，此物可化为彼，彼物亦可变为此。

因而，庄子说：“天地与我并生，万物与我为一。”同书《天下》惠施“泛爱万物，天地一体”之说，亦出于此理。

以上论说，实本于先秦哲学宇宙万物皆同一原质所成的观念。

【原文】

无始而非卒[1]也，人与天一也。何谓无始而非卒？仲尼曰：“化其万物而不知其禅[2]之者，焉知其所终？焉知其所始？正而待之而已耳。”

何谓人与天一邪？仲尼曰：“有人，天也；有天，亦天也。人之不能有天，性也。圣人晏然[3]体逝而终矣！”

（《庄子·山木》）

【注释】

[1] 卒：终。

[2] 禅：转化。

[3] 晏然：平静地。

【解读】

庄子认为，万物变化，始终若环，无有穷已。天化生万物，日新不穷，而不知谁为禅代者。人与天，皆属于自然之道。人之所以能保全天性，是由于人性的缘故。圣人安然体验流逝者而终其身，这就是所谓“人与天一”。

【参阅】

《庄子·寓言》：“万物皆种也，以不同形相禅，始卒若环，莫得其伦，是谓天钧。”

成玄英疏：“禅，代也。夫物云云，禀之造化，受气一种，而形质不同，运运迁流而更相代谢。”

【原文】

弃事则形不劳，遗生则精不亏。夫形全精复，与天为一。天地者万物之父母也。合则成体，散则成始。形精不亏，是谓能移[1]。精而又精，反以相[2]天。

（《庄子·达生》）

【注释】

[1] 移：移易。

[2] 相：辅佐，参赞。

【解读】

弃尘世，遗生涯，则形不劳，精不亏。若形精复原，则能与自然合而为一。

天地产生万物，合则为一体，散则回归到未生之始。若人的形精无亏损，精而又精，则反能移易造化之权，参赞天地的化育。

《达生》篇的这段文字，体现了庄子关于“天人合一”的道家哲学思想。

【原文】

夫既尚[1]同乎天子，而未上同乎天者，则天菑[2]将犹未止也。故

当若天降寒热不节，雪霜雨露不时，五谷不孰[3]，六畜不遂[4]，疾菑戾疫，飘风苦雨，荐臻而至者，此天之降罚也，将以罚下人之不尚同乎天者也。

（《墨子·尚同中》）

【注释】

［1］尚：崇尚。

［2］天菑：即天灾。

［3］孰：同“熟”。

［4］遂：成遂。成长。

【解读】

《周易》曾强调“顺乎天而应乎人”。

《墨子·尚同》认为，人若不“上同乎天”，则“天之降罚”将产生各种自然灾害以及“疾菑戾疫”。

其所谓“天之降罚”，似乎涉及迷信，其实是指大自然对人类的惩罚而言。自古以来，人们若违反自然之道行事，必然遭到各种灾殃。及至近今，全球生态环境严重破坏，《墨子》所举的寒热不节、雨露不时、五谷不熟、六畜不遂、飘风苦雨、疾灾戾疫等不断发生，其中有不少是人类不能“上同乎天”，而天罚下人的表现。

【原文】

东郭先生曰：“若[1]一身庸[2]非盗[3]乎？盗阴阳之和以成若生，载若形，况[4]外物而非盗哉？诚然，天地万物不相离也，认而有之，皆惑也……”

（《列子·天瑞》）

【注释】

［1］若：尔，汝。

［2］庸：犹“岂”。

［3］盗：盗取，即取的意思。

［4］况：比拟。

【解读】

《阴符经》曾说："天地，万物之盗；万物，人之盗；人，万物之盗。"《列子》所说的"盗"与《阴符经》同一意思。其所谓一身与万物皆为"盗"，"天地万物不相离"，而非固有之。这种认识实也合乎现代生态学的物质循环的"生物小循环"和"地球化学大循环"理论。惟古人以哲学语言比拟表达，故其言颇为深邃和精辟。

【参阅】

《列子·天瑞》（齐之国氏）曰："吾闻天有时，地有利。吾盗天地之时利，云雨之滂润，山泽之产育，以生吾禾，殖吾稼，筑吾垣，建吾舍。陆盗禽兽，水盗鱼鳖，亡非盗也。"

【原文】

一体之盈虚消息[1]，皆通于天地，应于物类。

故阴气壮，则梦涉大水而恐惧；阳气壮，则梦涉大火而燔焫；阴阳俱壮，则梦生杀。甚饱则梦与，甚饥则梦取。是以浮虚而疾者则梦扬，以沉实为疾者则梦溺。藉带而寝则梦蛇，飞鸟衔发则梦飞。将阴梦火，将疾梦食。饮酒者忧，歌舞者哭。

子列子曰：神遇为梦，形接为事。故昼想夜梦，神形所遇。故神凝者想梦自消……古之真人，其觉自忘，其寝不梦，几虚语哉。

（《列子·周穆王》）

【注释】

［1］盈虚消息：《易·丰》："日中则昃，月盈则食。天地盈虚，与时消息。"消，消减；息，增长。

【解读】

人居天地气交之中，与阴阳之气相接相通，亦与其他物类息息相关，从而反应为人体自身阴阳气血的盈虚消长。《列子》认为，人有许多梦境，其产生实也与阴阳之气的虚实，或“神遇”“形接”各种事物相关，所谓“神遇为梦，形接为事”，“昼想夜梦，神形所遇”。

在《灵枢》中，有《淫邪发梦》篇，认为：“正邪从外袭内，而未有定舍，反淫于脏，不得定外，与营卫俱行，而与魂魄飞扬，使人卧不得安而喜梦。”同时列举阴气盛、阳气盛、阴阳俱盛、上盛、下盛、甚饥、甚饱和五脏气盛所产生的梦境，以及“厥气”客于五脏六腑等处所致的梦境。

在《素问·方盛衰论》中，又记载了五脏气虚的不同梦境，同书《脉要精微论》中，还有阳气盛、阴气盛、阴阳气俱盛、上盛、下盛、甚饱、甚饥，以及肺气盛、肝气盛和虫扰所致的梦境。《淫邪发梦》和《脉要精微》的梦境与《列子·周穆王》所载有不少相同之处。由此而亦可见《内经》的学术影响。

【参阅】

《灵枢·淫邪发梦》：“岐伯曰：阴气盛则梦涉大水而恐惧，阳气盛则梦大火而燔焫，阴阳气俱盛则梦相杀。上盛则梦飞，下盛则梦堕，甚饥则梦取，甚饱则梦予。肝气盛则梦怒；肺气盛则梦恐惧、哭泣、飞扬；心气盛则梦善笑恐畏；脾气盛则梦歌乐、身体重不举；肾气盛则梦腰脊两解不属……厥气客于心，则梦见丘山烟火；客于肺，则梦飞扬，见金铁之物；客于肝，则见山林树木；客于脾，则梦见丘陵大泽、坏屋风雨；客于肾，则梦临渊，没居水中；客于膀胱，则梦游行；客于胃，则梦饮食；客于大肠，则梦田野；客于小肠，则梦聚邑冲衢；客于胆，则梦斗讼自刳；客于阴器，则梦接内；客于项，则梦斩首；客于胫，则梦行走而不能前，及居深地窌苑中；客于股肱，则梦礼节拜起；客于胞脏，则梦溲便。”

《素问·脉要精微论》：“……是知阴盛则梦涉大水恐惧，阳盛则梦大火燔灼，阴阳俱盛则梦相杀毁伤，上盛则梦飞，下盛则梦堕，甚饱则梦予，甚饥则梦取。”

《备急千金要方·养性禁忌》:“心躁者梦火，将病者梦饮食歌舞，将哀者梦哭。是以和之于始，治之于终，静神灭想，此养生之道备也。”

【原文】

神之所交谓之梦，形之所交谓之觉。

觉有八征，梦有六候。奚[1]谓八征？一曰故，二曰为，三曰得，四曰丧，五曰哀，六曰乐，七曰生，八曰死。此者八征，形所接也。

奚谓六候？一曰正梦，二曰噩梦，三曰思梦，四曰寤梦，五曰喜梦，六曰惧梦。此六者，神所交也。

(《列子·周穆王》)

【注释】

[1]奚：何。

【解读】

“梦”和“觉”，是人的生命活动的现象。《列子》联系到形、神，以研究其发生。

正梦、噩梦、思梦、寤梦、喜梦、惧梦之说，早见于《周礼·春官》。据考晋人张湛所伪托的《列子》研究产生梦的原因，以为所谓“觉”是“形之所接”，所谓“梦”是“神之所交”。

以往的事和正做的事，以及得失、哀乐、生死之事，此八者都是觉醒时“形之所接”。而正梦、噩梦、思梦、寤梦、喜梦、惧梦六者，则都是精神的感触活动所产生。

由此可见，中国人对于梦的解析，远较弗洛伊德等人要早得多。

【参阅】

《周礼·春官宗伯》:“占梦掌其岁时，观天地之会，辨阴阳之气，以日月星辰占六梦之吉凶，一曰正梦，二曰噩梦，三曰思梦，四曰寤梦，五曰喜梦，六曰惧梦。”

【原文】

上取象于天，下取象于地，中取则于人，人所以群居，和一[1]之理尽矣。

（《荀子·礼论篇》）

【注释】

［1］和一：即中和合一。

【解读】

荀子指出，人类之所以能够居处于天地之间，能取象乎天、地、人而致其中和合一，这一道理是最为重要的。

【参阅】

《素问·气交变大论》：“《上经》曰：夫道者，上知天文，下知地理，中知人事，可以长久。此之谓也……本气位也。位天者天文也，位地者地理也，通于人气之变化者，人事也。”

【原文】

天行有常，不为尧存，不为桀亡。应之以治则吉，应之以乱则凶。强本而节用，则天不能贫；养备而动时，则天不能病；修道[1]而不贰[2]，则天不能祸……

本荒而用侈，则天不能使之富；养略而动罕，则天不能使之全；倍道[3]而妄行，则天不能使之吉……故明于天人之分，则可谓至人[4]矣。

（《荀子·天论篇》）

【注释】

［1］道：法则，规律。

［2］贰：怀疑，不按规则而变易。

［3］倍道：背叛、违反天道。

［4］至人：古时用以指道德思想境界最高的人。

【解读】

《荀子·天论》强调治国必明于“天人之分”，认为天行有常道，治国者当合乎其理，即“强本而节用”“养备而动时”“修道而不贰”。若反其道而行之，则必然招致贫病灾祸。

治身与治国之理相同，故养生者的“强本而节用”，在于“不妄作劳”，使“形与神俱”，即《老子》所谓“啬”和孙思邈所谓“撙节”。养生者的“兼备而动时”，主要须如《素问·四气调神大论》所强调的，必合乎春、夏、秋、冬四时的“养生”“养长”“养收”“养藏”之道。至于“修道而不贰”，持之以恒，始终如一，则更是修养者所必须谨守的。

【原文】

鲁哀公[1]问于仲尼[2]曰:《春秋》之记曰：冬十二月，陨霜不杀菽。何为记此？仲尼对曰：此言可以杀而不杀也。夫宜杀而不杀，桃李冬实。天失道，草木犹犯干之，而况于人君乎？

（《韩非子·内储说·七术》）

【注释】

［1］鲁哀公：春秋战国之际鲁国国君。公元前494—前467年在位。

［2］仲尼：孔子字。

【解读】

鲁哀公问孔子《春秋》记载“冬十二月，陨霜不杀菽”的原因。孔子以为，其意在于告诫当杀而不杀，有失“天道”。

历史记载，孔子任鲁国司寇不久，“三月而诛杀少正卯”。其理由或即在于“替天行道”。

春生、夏长、秋收、冬藏，是自然规律。“桃李冬实”，为天气温暖反常所致。中医学认为属“冬不藏精”。《素问》说：“冬不藏精，春必病温。”

清代医家王孟英《温热经纬·内经伏气温热论》认为："不藏精者，非专主房劳说，一切人事之能动其精者皆是。即冬日天气应寒，而阳不潜藏，如春日之发泄，甚至桃李反花之类是也。"这种情况，正如孔子所说的"宜杀而不杀，桃李冬实，天失道，草木犹犯干之"的失常现象。

【原文】

日夜合离，以成文章[1]。

（《荀子·赋篇》）

太一出两仪，两仪出阴阳，阴阳变化，一上一下，合而成章，混混沌沌。离则复合，合则复离，是以天常[2]。

（《吕氏春秋·大乐》）

夫万物之情……合则离。

（《吕氏春秋·必己》）

【注释】

［1］文章：错综华美的文采，在此引申为"天章"，即天文。章，文采，指分布在天空中的日月星辰等。

［2］天常：天之常道。

【解读】

从《荀子》直至《吕氏春秋》，古人关于"离合"的认识是一脉相承的。古人认为"离合"是规律，是天之常道。凡日月的运行，阴阳的变化，乃至于万物之情，莫不有离有合，离而复合，合而复离。

既然，"离合"是"天常"，因而古代医学家受此思想的影响，凡论人身的阴阳也关注其"离合"的规律。如《素问·阴阳离合论》专论三阴、三阳经的离合，曰："三阳之离合也，太阳为开，阳明为阖，少阳为枢……三阴之离合也，太阴为开，厥阴为阖，少阴为枢，三经者不得相失……阴阳𩅰𩅰，积传为一周，气里形表，而为相成也。"说明三阴三阳脉气往来，气血循环，积传为一周；荣卫之气，周流形表，中外主司，互相成立。

【原文】

民无道知天，民以四时寒暑、日月星辰之行知天。四时寒暑、日月星辰之行当，则诸生有血气之类皆为得其处而安其产[1]。

（《吕氏春秋·当赏》）

【注释】

[1] 安其产：安其生。

【解读】

人生于天地之间，根据四时寒暑，日月星辰的运行而知道自然界的情况。四时寒暑，日月星辰运行的正常与否，关系到人类的生存问题，更影响到身体的健康。《素问·至真要大论》曰："夫百病之生也，皆生于风寒暑湿燥火，以之化之变也。"所以古代医家强调"上知天文，下知地理，中知人事，可以长久"（《素问·著至教论》）。

【参阅】

《素问·著至教论》："黄帝坐明堂，召雷公而问之曰：子知医之道乎？雷公对曰：……愿得受树天之度，四时阴阳合之，别星辰与日月光，以彰经术……而道上知天文，下知地理，中知人事，可以长久。以教众庶，亦不疑殆，医道论篇，可传后世。"

【原文】

开春始雷，则蛰虫动矣；时雨降，则草木育矣。饮食居处适，则九窍百节千脉皆通利矣……以此言物之相应也，故曰行也成也。

（《吕氏春秋·开春》）

【解读】

春雷响而蛰虫动，时雨降而草木长，饮食居处适宜则人体通利。说明无论动物、植物，乃至于人类，无不与外界事物息息相应。因而良好的饮食习惯和适宜的居住环境，对维护健康、减少疾病是十分重要的。

【原文】

盖闻古之清世[1]，是法天地。凡十二纪者，所以纪治乱存亡也，所以知寿夭吉凶也。上揆[2]之天，下验之地，中审之人，若此则是非、可不可无所遁矣。

（《吕氏春秋·序意》）

【注释】

［1］清世：清平之世。

［2］揆：揆度，度量，揣度。

【解读】

《吕氏春秋》书目分十二纪，即孟春纪、仲春纪、季春纪，孟夏纪、仲夏纪、季夏纪，孟秋纪、仲秋纪、季秋纪，孟冬纪、仲冬纪、季冬纪。每纪之中又各有篇章，以纪治乱存亡，藉知寿夭吉凶。其内容“上揆之天，下验之地，中审之人”，从而明了是非可否。

从《吕氏春秋》的写作可知，其实是禀承了古人“法天地”的思想，亦即合乎《周易·系辞》所说的“有天道焉，有人道焉，有地道焉”的“三才之道”。

古代医学著作《灵枢经》的写作也有相似情况，其卷之一、卷之二的九篇篇目，包括了“法天”“法地”“法人”“法时”“法音”“法星”“法风”“法野”，同样以天、地、人为先。

又《素问·著至教论》：“上通神农……而道上知天文，下知地理，中知人事，可以长久，以教众庶，亦不疑殆。医道论篇，可传后世。”说明医家通天、地、人之道以论医道，从而可得久远。

由此可见，古人“法天地”思想其渗透之深。

【原文】

信[1]之为功大矣。

天行不信，不能成岁；地行不信，草木不大。春之德风，风不信，其华不盛，华不盛则果实不生；夏之德暑，暑不信，其土不肥，土不肥则长遂不精；秋之德雨，雨不信，其谷不坚，谷不坚则五种不成；冬之德寒，寒不信，其地不刚，地不刚则冻闭不开。天地之大，四时之化，而犹不能以不信成物，又况乎人事？

信而又信，重袭[2]于身，乃通于天。以此治人，则膏雨甘露降矣，寒暑四时当矣。

（《吕氏春秋·贵信》）

【注释】

［1］信：可信不欺。

［2］袭：衣上加衣。

【解读】

正常的气候或物候规律，信守不欺，定时而至，如信风、信水，以及花信风。凡可信其定时而来的风称信风。唐代李肇《唐国史补》："自白沙溯流而上，常待东北风，谓之信风。七月八月有上信，三月有鸟信，五月有麦信。"

《宋书·河渠志一》："自立春之后，东风解冻，河边人候水，初至凡一寸，则夏秋当至一尺，颇为信验，故谓之信水。"

花信风，有二十四番，应花期而至。自小寒起至谷雨止，共八气，一百二十日，每五日为一信，计二十四候，每候应一种花信。

《吕氏春秋·贵信》以为天地尚有信，何况于人事。

无论自然界还是人类，都有大致的规律。古代医学家通过研究认为，以人的生、长、壮、老、已而言，实也有一定的规律。《素问·上古天真论》曰："女子七岁，肾气盛，齿更发长。二七而天癸至，任脉通，太冲脉盛，月事以时下，故有子。三七，肾气平均，故真牙生而长极。

四七，筋骨坚，发长极，身体盛壮。五七，阳明脉衰，面始焦，发始堕。六七，三阳脉衰于上，面皆焦，发始白。七七，任脉虚，太冲脉衰少，天癸竭，地道不通，故形坏而无子也。”对于男子而言，同时有相似的生理规律。古人曰：“男子不过尽八八，女子不过尽七七，而天地之精气皆竭矣。”故称为七七、八八之数。

至于，对于女子月经来信，则更有“月信”之称。李时珍《本草纲目·妇人脉》：“月有盈亏，潮有朝夕，月事一月一行，与之相符，故谓之月水、月信、月经。”

春生夏长，秋收冬藏，古人认为属于“天信”。

元·李杲《脾胃论·用药宜禁论》也谈到“天信”的问题。他认为凡治病用药，必知“时禁”“药禁”。其论“时禁”指出：“时禁，必本四时升降之理、汗下吐利之宜。如春夏而下，秋冬而汗，是失天信，伐天和也。有病则从权，过则更之。”说明用药当合乎时令，不失“天信”。若有病而必须用之，则是从权之法，而不能太过。

【参阅】

《素问·上古天真论》：“丈夫八岁，肾气实，发长齿更。二八，肾气盛，天癸至，精气溢泻，阴阳和，故能有子。三八，肾气平均，筋骨劲强，故真牙生而长极。四八，筋骨隆盛，肌肉满壮。五八，肾气衰，发堕齿槁。六八，阳气衰竭于上，面焦，发鬓颁白。七八，肝气衰，筋不能动，天癸竭，精少，肾藏衰，形体皆极。八八，则齿发去。肾者主水，受五脏六腑之精而藏之，故五脏盛，乃能泻。今五脏皆衰，筋骨解堕，天癸尽矣，故发鬓白，身体重，行步不正，而无子耳。”

【原文】

九州之大，纯方千里。九州之外，乃有八殥[1]，亦方千里；自东北方曰大泽，曰无通；东方曰大渚，曰少海；东南方曰具区，曰元泽；南方曰大梦，曰浩泽；西南方曰渚资，曰丹泽；西方曰九区，曰泉泽；西

北方曰大夏，曰海泽；北方曰大冥，曰寒泽。凡八殥、八泽[2]之云，是雨九州。八殥之外，而有八纮[3]，亦方千里……

凡八纮之气，是出寒暑，以合八正[4]，必以风雨。

（《淮南子·地形训》）

【注释】

[1] 八殥：古人称“九州”之外的方千里之地为“八殥”。

[2] 八泽：古人称“九州”之外千里之地的八方水泽为“八泽”。

[3] 八纮：古人称“八殥”之外方千里之地为“八纮”。

[4] 八正：即八方。

【解读】

据《淮南子·地形训》记载，在古代所谓的“九州”之外的地域，还有“八殥”“八泽”，再外还有“八纮”。九州的气候、气象受到八殥、八纮之气的影响，因而出现寒暑、风雨。

《地形训》“凡八纮之气，是出寒暑，以合八正，必以风雨”诸句，可与《内经》医论互参。《内经》认为，正常的“八正之风”长养万物，但“八风发邪”，则为贼害。

在《灵枢·九针论》中，谈到“四时八风之客于经络之中，为瘤病者也”，“八正之虚风，八风伤人，内舍于骨解腰脊节腠理之间，为深痹也”等，说明“八风发邪”可以导致疾病，故要求“善候八正所在之处”。

何谓“八正之候”？《灵枢·岁露》记载：“愿闻岁之所以皆同病者，何因而然？……此八正之候也……候此者，常以冬至之日，太一立于叶蛰之宫，其至也，天必应之风雨者矣。”

在这里，“太一”是古人所说的星名，属紫微垣，标识着北天极。但由于岁差，其所指的具体恒星在不同时期会有变化。《史记·天官书》：“中官天极星，其一明者，太一常居也。”“叶蛰之宫”，为星座名。以上说的是古人通过观察天文，以测气象的变异。其目的如《岁露》所说：

“此所谓候岁之风，峨伤人者也。”《灵枢·九宫八风》还记载：“太一移日，天必应之以风雨，以其日风雨则吉，岁美民安少病矣……所谓有变者，太一居五宫之日，病风折树木，扬沙石……风从其所居之乡来，为实风，主生，长养万物；从其冲后来，为虚风，伤人者也，主杀主害者。谨候虚风而避之。”《灵枢》又称“虚风”为“贼风邪气”或“虚邪之风”。《素问·上古天真论》所谓“虚邪贼风，避之有时”，正是指这种反常的风邪而言。

【原文】

天有风雨寒暑，人亦有取与喜怒。故胆为云，肺为气，肝为风，肾为雨，脾为雷，以与天地相参也，而心为之主。

（《淮南子·精神训》）

【解读】

古人视人为一小天地，并将人与天地相参。其所谓“相参”，有参比、参应、参验等含义。风雨寒暑，为天地间的自然气象气候现象；取予喜怒，则是人的行为和情态的自然表现。

在五脏中，《淮南子·精神训》以心为五脏之主，这与《素问》“心为君主之官”之说相同。

关于人与天地相参的问题，在《黄帝内经》中讲得很多，如《灵枢·岁露》：“人与天地相参也，与日月相应也。”同书《刺节真邪》曰：“与天地相应，与四时相副，人参天地。”又《顺气一日分为四时》曰：“春生夏长，秋收冬藏，是气之常也，人亦应之。”

《精神训》言：“胆为云，肺为气，肝为风，肾为雨，脾为雷，以与天地相应。”其中“肺为气”“肝为风”“肾为雨”与《素问》同，然而，“胆为云”“脾为雷”之说未见于《素问》《灵枢》。古时的不同说法，不足为怪。

值得注意的是，《素问》阐明了人身脏腑与天地参应之理。《素问·太阴阳明论》曰："喉主天气，咽主地气。"又《素问·阴阳应象大论》曰："天气通于肺，地气通于嗌，风气通于肝，雷气通于心，谷气通于脾，雨气通于肾。"明确指出脏腑与天地相参，实由于与天地之气相通应。

【原文】

所谓天者，纯粹朴素，质直皓白，未始有与杂糅者也；所谓人者，偶嗟[1]智故[2]，曲巧诈伪，所以俯仰于世人而与俗交者也。故牛歧蹄而戴角，马被髦而全足者，天也；络马之口，穿牛之鼻者，人也。循天者，与道游者也；随人者，与俗交者也。……故圣人不以人滑[3]天，不以欲乱情，不谋而当，不言而信，不虑而得，不为而成，精通于灵府[4]，与造化者为人。

（《淮南子·原道训》）

【注释】

［1］偶嗟：相对嗟叹。

［2］智故：巧伪。《淮南子·主术训》："上多故则下多诈。"高诱注："故，诈。"

［3］滑：通"汩"。汩乱。

［4］灵府：心灵之府，指心。《庄子·德充符》"不可入于灵府。"成玄英疏："灵府者，精神之宅，所谓心也。"

【解读】

《原道训》此文讲述"天""人"的根本区别。旨在说明圣人不以人欲乱天性。

所谓"精通于灵府，与造化者为人"，其意思是天地之精微通于心灵，而能与大自然融为一体。

【原文】

阴阳之气在上天，亦在人。在人者为好恶喜怒，在天者为暖清寒暑。出入上下，左右前后，平行而不止，未尝有所稽留滞郁也。其在人者亦宜行而无留，若四时之条条然也。

夫喜怒哀乐之止动，此天之所为人性命者。临其时而欲发，其应亦天应也；与暖清寒暑之至其时而欲发无异……在人者亦天也，奈何其久留天气使之郁滞不得以正周行也！

人有喜怒哀乐，犹天之有春夏秋冬也。喜怒哀乐之至其时而欲发也，若春夏秋冬之至其时而欲出也，皆天气之然也，其宜直行而无郁滞也。

（《春秋繁露·如天之为》）

【解读】

董仲舒认为，人的喜怒哀乐等情志的至时而发，犹如四时的暖清寒暑之气，皆“如天之为”，发于自然而不可稽留郁滞，郁滞则为灾患。

在《黄帝内经素问》中，详细论述了天地之间“五运六气”的郁极而发，致使产生一系列反常自然现象和灾害，严重破坏了自然界的生态平衡，当然也影响到人体而导致诸多病证，故有“木郁则达之，火郁则发之，土郁则夺之，金郁则泄之，水郁则折之”等五种治法。

人的情志抑郁，也产生郁证，最常见的是肝气郁结。而气机的郁结，又往往导致痰、血、食、湿、热等的郁滞，总称为“六郁”。元·朱震亨制越鞠丸、六郁汤等治之。

【参阅】

《素问·六元正纪大论》：“五运之气……郁极乃发……太过不及，其发异也……太过者暴，不及者徐。暴者为病甚，徐者为病持……土郁之发，岩谷震惊，雷殷气交，埃昏黄黑，化为白气，飘骤高深，击石飞空，洪水乃从，川流漫衍，田牧土驹……故民病心腹胀，肠鸣而为数后，甚则心痛胁䐜，呕吐霍乱，饮发注下，胕肿身重……

"金郁之发，天洁地明，风清气切，大凉乃举，草树浮烟，燥气以行，霿雾数起，杀气来至，草木苍干，金乃有声。故民病咳逆，心胁满引少腹，善暴痛，不可反侧，嗌干面尘色恶……

"水郁之发，阳气乃辟，阴气暴举，大寒乃至，川泽严凝，寒雰结为霜雪，甚则黄黑昏翳，流行气交，乃为霜杀，水乃见祥。故民病寒客心痛，腰椎痛，大关节大不利，屈伸不便，善厥逆、痞坚腹满……

"木郁之发，太虚埃昏，云物以扰，大风乃至，屋发折木，木有变。故民病胃脘当心而痛，上支两胁，膈咽不通，食饮不下，甚则耳鸣眩转，目不识人，善暴僵仆……

"火郁之发，太虚曛翳，大明不彰，炎火行，大暑至，山泽燔燎，材木流津，广厦腾烟，土浮霜卤，止水乃减，蔓草焦黄，风行惑言，湿化乃后。故民病少气，疮疡痈肿，胁腹胸背、面首四肢、䐜愤胪胀，疡痱呕逆，瘛疭骨痛，节乃有动，注下温疟，腹中暴痛，血溢流注，精液乃少，目赤心热，甚则瞀闷懊侬，善暴死。"

《左传·昭公元年》："天地之经，而民实则之，则天之明，因地之性，生其六气，用其五行……民有好恶、喜怒、哀乐，生于六气，是故审则宜类，以制六志……哀乐不失，乃能协于天地之性，是以长久。"

明·赵献可《医贯·郁病论》："凡病之起，多由于郁。郁者抑而不通之义。《内经》五法，为因五运之气所乘而致郁，不必作忧郁之郁。"

【原文】

天有寒有暑。夫喜怒哀乐之发，与清暖寒暑，其实一贯也。喜气为暖而当春，怒气为清而当秋，乐气为太阳而当夏，哀气为太阴而当冬。四气者，天与人所同有也，非人所能蓄也，故可节而不可止也。节之而顺，止之而乱。

人生于天而取化于天，喜气取诸春，乐气取诸夏，怒气取诸秋，哀气取诸冬，四气之心也。

春气爱，秋气严，夏气乐，冬气哀。爱气以生物，严气以成功，乐气以养生，哀气以丧终，天之志也……春主生，夏主养，秋主收，冬主藏。

（《春秋繁露·王道通》）

春爱，志也；夏乐，志也；秋严，志也；冬哀，志也。故爱而有严，乐而有哀，四时之则也……春夏之阳，秋冬之阴，不独在天，亦在于人……天乃有喜怒哀乐之行，人亦有春秋冬夏之气者，合类之谓也。

（《春秋繁露·天辨在人》）

【解读】

天有清暖寒暑，为自然之理。人有喜怒哀乐，也不能强止。董仲舒所强调的“节之则顺”，实根据《中庸》喜怒哀乐“发而皆中节”的论说。

董氏还将春、夏、秋、冬四时之气，与人的爱、乐、严、哀“四气之心”相“合类”比譬。其实，所谓春气爱、夏气乐、秋气严、冬气哀，乃是春生、夏长、秋收、冬藏的自然现象所导致的人的精神情志变化，即所谓“触景生情”。

然而，也由此可见，自然环境对人的心身影响是颇为明显的。《素问·阴阳应象大论》曰：“天有四时五行，以生长收藏，以生寒暑燥湿风；人有五脏化五气，以生喜怒悲忧恐。”因而，古人养生重视“四气调神”。

【参阅】

《淮南子·缪称训》：“春女思，秋士悲。”

【原文】

天地之间，有阴阳之气，常渐[1]人者，若水常渐鱼也。所以异于水者，可见与不可见耳，其澹澹[2]也。然则，人之居天地之间，其犹鱼不离水一也……是天地之间若虚而实，人常渐是澹澹之中，而以治乱之气

与之流通相殽[3]也。故人气调和，而天地之化美；殽于恶而味败，此易之物也。推物之类，以易见难者，其情可得。

（《春秋繁露·天地阴阳》）

【注释】

［1］渐：沾湿、浸渍、沾着。

［2］澹澹：即淡淡。隐约难见。《列子·汤问》："淡淡焉若有物存，莫识其状。"

［3］殽：同"淆"。

【解读】

人居天地之间，其生存离不开阴阳之气，好比鱼不能离水一样。因而，人气的治乱，与天地之气的美恶也相互关联。人气调和则天地之化物美，若被恶气相淆则物味败坏。以此类推，则有不少情状可以得知。

朱丹溪《格致余论·夏月伏阴在内论》说："天地以一元之气化生万物，根于中者曰神机，根于外者曰气血。万物同此一气，人灵于物，形与天地参而为三者，以其得气之正而通也。故气升亦升，气浮亦浮，气降亦降，气沉亦沉，人与天地同一橐籥。"

联系到养生呼吸吐纳，亦合此理。陶弘景《养生集要》云："常令鼻纳口吐，所谓吐故纳新也。"又引卤公的话说："人在气中，如鱼在水，水浊则鱼疲，气昏则人疾。浊者非独天气昏浊，但思虑萦心，得失交丧，引粗蹇（原文疑有脱讹），亦名为浊也。"卤公"人在气中，如鱼在水"之说与《春秋繁露》如同一辙。

【参阅】

《大清经》云："夫气之为理，有内有外，有阴有阳。阳气为生，阴气为死。从夜半至日中，外为生气；从日中至夜半，内为死气。凡服气者，常应服生气，死气伤人。"

【原文】

天人之际，合而为一。

（《春秋繁露·深察名号》）

天地之常，一阴一阳……天亦有喜怒之气、哀乐之心，与人相副。以类合之，天人一也。春，喜气也，故生；秋，怒气也，故杀；夏，乐气也，故养；冬，哀气也，故藏。四者，天人同有之，有其理而一用之，与天同者大治，与天异者大乱。

（《春秋繁露·阴阳义》）

【解读】

人与天本来合一，只是人的主观区分才破坏了天人的统一。强调"天道"与"人道"，"自然"和"人为"的相通、相类和统一的观点，由战国时子思、孟子提出。庄子则强调"天地与我并生，而万物与我为一"，"天人一"。后来汉儒董仲舒《春秋繁露》也认为"天人之际，合而为一"，"以类合之，天人一也"。

天人合一诸说，力图追索天与人的相通之处，以求天人协调、和谐与一致，实为我国古代哲学的特色之一。其对中医学理论有重要的影响。

自然环境对人的心理有重要影响。《春秋繁露·阴阳义》认为，春夏秋冬自然之气，好比于人的喜乐怒哀之气，故其生、养、杀、藏之理相同。因而凡治人者必知"天人合一"，生、养、杀、藏之理，能同其理则大治，违背其理则大乱。

【参阅】

《素问·水热穴论》："春者木始治，肝气始生……夏者火始治，心气始长……秋者金始治，肺将收杀……冬者水始治，肾方闭。"

《素问·脏气法时论》："人以天地之气生，四时之法成。""合人形以法四时五行而治。"

《素问·宝命全形论》："人能应四时者，天地为父母。"

《素问·天元纪大论》:“天有五行，御有五位，以生寒暑燥湿风，人有五脏化五气，以生喜怒思忧恐。”

《素问·气交变大论》:“善言天者，必应于人……善言气者，必彰于物；善言应者，通天地之化；善言化、言变者，通神明之理。”

【原文】

天将阴雨，人之病故为之先动，是阴阳相应而起也。天将欲阴雨，又使人欲睡卧者，阴气也。有忧亦使人卧者，是阴相求也；有喜者使人不欲卧者，是阳相索也。

病者至夜而疾益甚……其气益精[1]。故阳益阳而阴益阴。阴阳之气，因可以类相益损也。

天有阴阳，人亦有阴阳。天地之阴气起，而人之阴气应之……非独阴阳之气可以类进退也，虽不祥祸福所从生，亦由是也。无非已先起之，而物以类应之而动者也。

（《春秋繁露·同类相动》）

【注释】

[1] 益精：更盛。

【解读】

天人“阴阳相应”的情况，在疾病方面表现比较常见。如天将阴雨而人病发作，多见于痹症，关节肌肉酸痛。疾病夜甚，又多见于阳衰阴盛、肾虚或阴血之病。

即使无病之人，天阴雨而昏昏欲睡，忧愁者萎靡多卧，喜乐者兴奋不眠，也多属于阴阳相应的例子。

元代名医王好古善治阴证，其经验阳病昼剧，阴病夜剧。阴证至夜尤甚，主张在夜半加药，使阴易退而阳易生。与《春秋繁露》“病者至夜而疾益甚”的情况相符。

天人相应，也是一种因果关系，故推而广之，《春秋繁露》认为，祸福的发生，实多是因果相召的结果。

【参阅】

《续名医类案·嗽》:“曾芸塘子九岁，病咳，半夜甚，乃胎禀不足，肾虚嗽也。用人参固本丸加阿胶、桑皮，尽剂而安。又汪元津子，病肾虚嗽，与上症同，亦用人参固本丸。”

叶天士《临证指南医案·痹》:“张二九,四肢经隧之中，遇天令阴晦，疼痛拘挛。”

《阴证略例·海藏治验录》:“宝丰弋唐臣，时始冠。平日饮食嗜冷，久遂成阴证。脉迟七八至一止，二三日后脉仅三至。余亟进温热之剂数服，四五日不解，遂续夜半一服，昼三夜一，脉颇生。一夕误阙其药，明旦证遂增剧，复连进前药，七日兼夜，脉生，大汗而解。人问其故，余曰：人与天地同一气耳。阳病昼剧而夜宁，阴病夜剧而昼宁，各从其类而化也。今病阴极，至夜尤甚，故令夜半服药。何以然？所以却类化之阴，而接子后所生之阳，则阴易退而阳易生矣。”

【原文】

“夫大人与天地合其德，与日月合其明，与四时合其序，与鬼神合其吉凶，先天而天不违，后天而奉天时。”[1]

……王者则天不违，奉天之义也。推自然之性，与天合同……

……自然，道也……偶适[2]**自然，非或使之也……合于自然也。**

（《论衡·初禀》）

【注释】

[1] 夫大人与天地合其德……后天而奉天时：语见《周易·乾·文言》。

[2] 偶适：适合，对适。

【解读】

“天人合一”的思想亦为王充所重视。《周易》说：“先天而天不违，后天而奉天时。”因此他认为作为国家的领导者，也必须懂得合于自然之道。

在此，王充强调指出：“自然，道也。”“偶适自然，非或使之也……合于自然也。”无论是谁，对于自然规律是不容违反的。医家之所以重视“天人合一”，也是这种缘故。

【原文】

是故夏末蜻蛚[1]鸣，寒螿[2]啼，感阴气也；雷动而雉惊，发蛰而蛇出，起（阳）气也。夜及半而鹤唳，晨将旦而鸡鸣，此虽非变，天气动物，物应天气之验也。

（《论衡·变动》）

【注释】

［1］蜻蛚：蟋蟀。

［2］寒螿：寒蝉，似蝉而小，青赤色。

【解读】

王充《论衡》观察生物的活动情况与季节、早暮等时间形成一定的规律，这在现代称为“生物钟”。究其原因，他认为是由于“天气动物，物应天气”的缘故。《月令》所记载的全年二十四节气，以及各个节气的种种动、植物物候，无不属于“天气动物，物应天气”。中医学所重视的“天人相应”，与之同理。故唐代医学家王冰再三说，“养生者必顺于时”，“故养生者必谨奉天时”。

【原文】

天地合气，万物自生……物自生而人衣食之，气自变而人畏惧之。

天之动行也，施气也。体动气乃出，物乃生矣……天动不欲以生物，而物自生，此则自然也。施气不欲为物，而物自为，此则无为也。谓天自然无为者何？气也。

（《论衡·自然》）

【解读】

《论衡·自然》论述气动生物。所谓“天自然无为”，认为乃是“气”的作用。

【原文】

天本诸阳，地本诸阴，人本中和。三才异务，相待而成。各循其道，和气乃臻，机衡乃平。

（《潜夫论·本训》）

【解读】

《老子》云：“道生一，一生二，二生三，三生万物。万物负阴而抱阳，冲气以为和。”

《潜夫论》所说的“人本中和”，即《老子》“冲气以为和”的意思，以为人由阴阳冲和之气而生。

《潜夫论》还以为，天、地、人“三才”各循其道，而不悖逆相乱，才能使阴阳气和，自然的枢机平衡。

以上自然平衡论说，实是古代的生态平衡论。

现代生态学认为，气候条件（包括光、热、降水和大气等因子）、地理及土壤条件，以及人为条件，是影响生物的性态和分布的环境生态因素。当外界干预超过生态阈值，破坏了自然平衡，使生态系统自动调节能力降低或消失时，就产生了生态失调，进而可导致生态危机，甚至造成生态系统的崩溃。

由此可见，《潜夫论》的认识，与现代生态学观点相符而不悖。

【原文】

凡梦：有直，有象，有精，有想，有人，有感，有时，有反，有病，有性。

直应之梦……象之梦……意精之梦……记想之梦……人位之梦……

极反之梦……感气之梦……应时之梦……（病）气之梦……性情之梦……

故先有差忒者，谓之精；昼有所思，夜梦其事，乍吉乍凶，善恶不信者，谓之想；贵贱贤愚，男女长少，谓之人；风雨寒暑谓之感；五行王相谓之时；阴极即吉，阳极即凶，谓之反；观其所疾，察其所梦，谓之病；心精好恶，于事验，谓之性。凡此十者，占梦之大略也。

（《潜夫论·梦列》）

【解读】

《周礼》占梦有正梦、噩梦、思梦、寤梦、喜梦、俱梦等“六梦”。《列子》称为“六候”，并谓“一体之盈虚消息，皆通于天地，应于物类”。梦为“神之所交”，实以为是人的心神受天、地、人事影响所致。

《潜夫论》则更明确，以为除了诸多人事致梦外，还与“风雨寒暑”“五行王相”有关，即所谓“感气之梦”和“应时之梦”。

【原文】

卫玠[1]总角[2]时，问乐令[3]梦。乐云：是想。卫曰：形神所不接而梦，岂是思邪？乐云：因也，未尝梦乘车入鼠穴，捣齑啖铁杵，皆无想无因故也。卫思因，经日不得，遂成病。乐闻，故命驾为剖析之。卫即小差[4]。乐叹曰：此儿胸中当必无膏肓之疾！[5]

（《世说新语·文学》）

【注释】

[1] 卫玠：晋代人。字叔宝，风神秀异，好谈玄理。仕为太子洗马。年二十七卒。

[2] 总角：角，结。古代人童年时束鬓为小结，后因称童年为总角。

[3] 乐令：晋代人。

[4] 差：瘥。

[5] 膏肓之疾：《春秋左传》晋景公有疾，秦伯使医缓治之。公梦疾为二竖子，曰：“彼良医也，惧伤我焉。”其一曰：“居肓之上，膏之下，

若我何？”医缓至，曰：“疾不可为也，在肓之上，膏之下，攻之不可达，刺之不可及，药不至焉。”公曰：“良医也。”

【解读】

《周礼》载正梦、噩梦、思梦、喜梦、寤梦、俱梦等“六梦”。乐令所说的“想”而梦，即“思梦”。

《列子·周穆王》说“神之所交谓之梦”，即“形神”所接而梦。

参见《周礼》《列子》。

性情篇

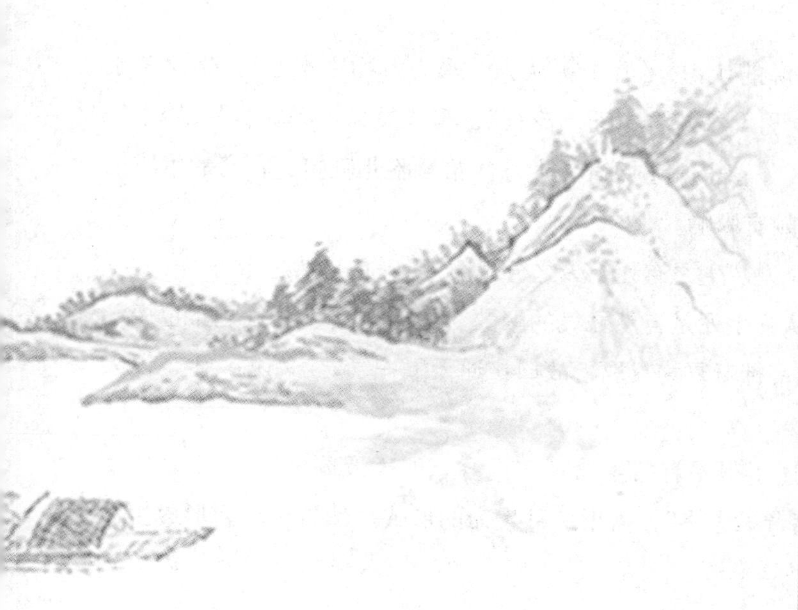

一、生命观

我国古代思想家对生命问题的认识与宇宙论密切相关。

《周易》曰"有天地，然后万物生焉"(《序卦》)，"天地之大德曰生"，"天地絪缊，万物化醇，男女媾精，万物化生"(《系辞下》)，认为生命发生于天地，男女媾精而生人。同时还说"原始反终，故知死生之说，精气为物，游魂为变"(《系辞上》)，指出生命由"精气"构成，人死物化，精气游散，即所谓的"魂"。

《春秋三传》(《左传》《公羊传》《穀梁传》)论"魂魄"，认为"心之精爽，是谓魂魄"，"用物精多，则魂魄强"，可知精气为物质，魂魄即精神。

对于生命起源的认识，《管子》认为"水为万物之本原"，生命源于水。"人，水也，男女精气合，而水流行"，与《灵枢·经脉》"人始生先成精"之义契合。《管子》还探讨了十月怀胎，胎儿脏腑、官窍的生成情况，对后世医学颇有影响。

《晏子春秋》说"生之有死，天之分也"，明确是自然之定分。

《庄子》则认为生死是自然之气的聚散变化："人之生，气之聚也……臭腐复化为神奇，神奇复为臭腐，故曰：通天下一气。"又说："生也以天行，死也物化。"

《列子》论述了很多有关生命观的内容。如《天瑞》说，"生之所生者死矣，而生生者未尝终"，指出一种生命的形式虽然告终，但形成生命的原质和动力却未曾消灭。又论述“大化有四”，状态各异，将人生区分为婴孩、少壮、老耄、死亡四阶段。其认为盈亏变化，间不可觉，而未尝少止，生死的形态实是造化阴阳之气的变化，而“梦”与“觉”是生命活动的一种现象。《周礼》曾提出“梦有六候”，《列子》将其与“形神”联系，研讨其发生原因。

《阴符经》中提出生死互为其“根”，并认为天地万物与人相与为“盗”，说明其精气相通互资。

《吕氏春秋》认为生命是“精气之集”，因其所集之处不同，故呈现不同的生命特征。

汉代以后，哲学家对精气、形神的讨论更详。《淮南子·精神训》说：“精神者，所受于天也，而形体者，所亲于地也。”认为“神贵于形”，形伤者形萎，神伤则神尽。又视死生为“一体”，“死之与生，一体也”，认为生命的转化“弊而复新”。

《春秋繁露》论精气，有“气之精者为精”“盛其精而致其神”之说，将气、精、神结合而言，提示其体用无间。

《白虎通》论精神，认为“精象水，为太阴施化之气”，神为“太阳之气”，实将精气与水火、阴阳合论。

《论衡》说“人之所以生者，精气也”，“人未生，在元气之中，既死，复归元气”，精辟地论述了“精气”是生命之本，以及精气复归“元气”之理。

从上述内容可知，在经子著作中，古人对生命问题的认识主要涉及气、精、形、神，生、长、壮、老、已诸多方面。

【原文】

子产[1]曰：……人生始化曰魄，既生魄，阳曰魂。用[2]物精多，则魂魄强。是以有精爽，至于神明。

（《左传·昭公七年》）

心之精爽，是谓魂魄，魂魄去之，何以能久？

（《左传·昭公二十五年》）

【注释】

［1］子产：即公孙侨（？—公元前522）。春秋时郑国执政，平定乱事，实行改革，发展农业，又创立征、赋制度，铸“刑书”于鼎。他提出“天道远，人道迩，非所及也”，反对当时的某些迷信举措。

［2］用：因，由。

【解读】

子产所说的魄与魂，实指人与生俱来的精神、物质基础及其功能。二者一体，分属阴阳。因外界物质的充养而日益增强，以致精神清爽，甚而无所不知。

子产的论述，是现所见对“魂魄”的最早解说，而与后世涉于玄虚迷信的认识截然不同，可还“魂魄”的本来意义。

孔颖达疏：“魂魄，神灵之名。本从形气者而有，形气既殊，魂魄各异，附形之灵为魄，附气之神为魂也。附形之灵者，谓初生之时，耳目心识手足运动啼呼为声，此则魄之灵也；附气之神者，谓精神性识渐有所知，此附气之神也。”在此，孔氏所说的“神、灵”是人的意识，而非宗教所说的“神、灵”，不可混淆。

【原文】

地者，万物之本原，诸生之根菀[1]也……水者，地之血气，如筋脉之通流者也……素也者，五色之质地；淡也者，五味之中也。是以水者，万物之准也，诸生之淡[2]也，违非得失之质地也。是以无不满、无不居也，集于天地，而藏于万物……万物莫不尽其几[3]、反其常者，水之内度适也。

（《管子·水地》）

【注释】

［1］菀：通“蕴”。

［2］淡：即上文所说的“五味之中”，意为得中和之性。

［3］几：通“机”。机能，几度。

【解读】

《管子》以土地为万物与生命的根本，而尤重于水。其喻水为“地之血气”，认为本生于土的万物诸生，无不藏水，由于内含的水量适度，故物各尽其机能变化，而又能保持其常态。

《管子》的论述，精辟地分析了水对于生命存在和在生态平衡具有的重要意义。

【原文】

是故具者何也？水是也。万物莫不以生，唯知其托者能为之正。具者，水是也。故曰：水者何也？万物之本原也，诸生之宗室也，美恶、贤不肖、愚俊之所产也。

（《管子·水地》）

【解读】

《管子》提出，水为“万物之本原”，有重要的学术价值和较深远的影响。明代医家张介宾也有“水为万化之原”的论述，其所著《类经·阴阳类》说：“精者，坎水也。天一生水，为五行之最先，故物之初生，其形为水。由精以化气，由气以化神，是水为万化之原，故精归于化。”其在《藏象类》中又说：“阴阳二气，各有其精。所谓精者，天之一，地之六也。天以一生水，地以六成之，而为五行之最先。故万物初生，其来皆水。如果核未实，犹水也；胎卵未成，犹水也，即凡人之有生，以及昆虫、草木，无不皆然。《易》曰‘男女构精，万物化生’，此之谓也。”

张介宾以《易》理（包括河图、洛书理数）、阴阳五行及精气神学说结合论述，以为阴阳二气之精即属于“水”，因而为“万化之原”，其说较《管子》之论更为深入。

【原文】

人，水也。男女精气合，而水流形，形三月如咀。咀者何？曰五味。五味者何？曰五脏。

酸主脾，咸主肺，辛主肾，苦主肝，甘主心。

五脏已具，而后生肉。脾主隔[1]，肺主骨，肾生脑，肝主革[2]，心主肉。

五肉已具，而后发为九窍。脾发为鼻，肝发为目，肾发为耳，肺发为窍。

五月而成，十月而生。

（《管子·水地》）

【注释】

［1］隔：通“膈”。

［2］革：皮肤。

【解读】

《内经》记载五脏与五味、五脏与体窍的关系：酸生肝、辛生肺、咸生骨、苦生心、甘生脾；脾生肉、肺生皮毛、肾生脑与骨、肝生筋、心生血脉；脾窍为口唇，肝窍为目，肾窍耳与二阴，肺窍鼻，心窍舌。

其中不少与《管子·水地》记载不同，由此可见，古人关于五脏与五味及体、窍关系的论述是一个认识发展的过程，从而也透露了中医藏象学说形成的一些线索。

管仲（？—公元前645）为春秋初期人。《管子》一书，虽考为依托之作，但其内容必有所据。《水地》文字甚为古朴，从医史角度审察，其内容早于《内经》所言殆无疑义。

【参阅】

《素问·阴阳应象大论》：“酸生肝，肝生筋……肝主目……在体为筋……在窍为目……；苦生心，心生血……心主舌……在体为脉……在窍为舌……；甘生脾，脾生肉……脾主口……在体为肉……在窍为口……；辛生肺，肺主皮毛……肺主鼻……在体为皮毛……在窍为鼻；咸生肾，肾生骨髓……肾主耳……在体为骨……在窍为耳……”

【原文】

夫盛之有衰，生之有死，天之分[1]也。物有必至，事有常然，古之道也。曷为可悲？至老尚哀死者，怯也；左右助哀者，谀[2]也。

（《晏子春秋·景公置酒泰山四望而泣晏子谏》）

【注释】

［1］分（fèn）：定分。

［2］谀：谄谀。

【解读】

齐景公置酒泰山，自伤年老，四顾哀泣，群臣从之，惟晏婴劝谏：事之盛衰，人之生死，都是自然的定分。事情有其必然性和规律性，这是自古以来就有的“道”。所以至老而哀伤自己要死亡，是怯懦的表现；左右之人助其哀伤，未免是奉承谄谀。

晏子的话体现了他的生死观，可见其对于死亡的自然之道是大彻大悟的。他对景公和群臣的所为敢于劝谏，足见其忠诚耿直。

【原文】

生也死之徒[1]，死也生之始，孰知其极[2]。人之生，气之聚也，聚则为生，散则为死。若死生为徒，吾又何患！故万物一也，是其所美者为神奇，其所恶者为臭腐；臭腐复化为神奇，神奇复化为臭腐。故曰：通天下一气耳。

（《庄子·知北游》）

【注释】

[1] 徒：同类者。

[2] 极：终极。

【解读】

庄子有《齐物论》，齐物我，齐生死，谓“天地与我并生，而万物与我为一”。《知北游》所说“生也死之徒，死也生之徒”，其实也是齐生死的意思。然而他还进一步认为生死是“气”的聚散，气聚则生，气散则死；生则臭腐化神奇，死则神奇化腐朽，循环无已。故又以为“万物一也”“通天下一气耳”。说明无论气聚、气散，实与天下万物通同一气。

《老子》曾说：“吾所以有大患者，惟吾有身。苟吾无身，吾有何患？”《庄子》在这里说：“若死生为徒，吾又何患？”显然，其齐生死的哲学观点是《老子》之言的进一步发展。

【原文】

弃事则形不劳，遗生则精不亏。夫形全精复，与天为一。

天地者，万物之父母，合则成体，散则成始。形精不亏，是谓能移[1]。精而又精，反以相[2]天。

（《庄子·达生》）

【注释】

[1] 移：移易，改变。

[2] 相：辅助。

【解读】

遗弃人事，是古代道家的一贯思想，为消极出世的负面。然而，避免不必要的胶胶扰扰之事，则可使“形不劳”“精不亏”，从而改变自身的状况，使“形全精复”，而与天地合为一体。

【原文】

夫大块[1]载我以形，劳我以生，佚我以老，息我以死。故善吾生者，又所以善吾死也。

（《庄子·大宗师》）

【注释】

［1］大块：大地。

【解读】

《庄子》认为，大地载负着人的形体，以生为劳、老为逸、死为息，善生而又善死，其思想非常达观。人是需要有这种乐观主义精神的，而唯有懂得生死之理的人，才能如此达观。

【原文】

圣人之生也以天行[1]，其死也物化[2]……其生若浮，其死若休。

（《庄子·刻意》）

察其始而本无生，非徒[3]无生也，而本无形；非徒无形也，而本无气。杂乎芒芴[4]之间，变而有生，气变而有形，形变而有生。今又变而之死。是相与为春秋冬夏四时行也。

（《庄子·至乐》）

【注释】

［1］天行：自然运动。

［2］物化：物质变化，在此指死亡。《庄子·齐物论》曰："不知周之梦蝴蝶与？蝴蝶之梦为周与？周与蝴蝶则必有分矣，此之谓物化。"此"物化"，乃指泯除事物差别而彼我同化的意境。

［3］非徒：非但。

［4］芒芴：芒，通"恍"。芒芴，恍惚。形容不可辨认和捉摸。

【解读】

《庄子》由对生死的认识探索到生命的起源。其认为未有生命的时候，无生、无形，也无气，在“恍惚”的自然状态中变而有气，然后有形、有生，最终而死。这犹如春夏秋冬四时的递变，是一种自然的运行规律。因此，圣人之生仁自然而运动，其死蜕然而无所系。

【原文】

子杞、子舆、子犁、子来四人相与语曰：“孰能以无为首，以生为脊，以死为尻，孰知死生存亡之一体者，吾与之友矣。”四人相视而笑，莫逆于心，遂相与为友。

（《庄子·大宗师》）

【解读】

人的生死存亡，有如首、脊与尻，连同一体。子杞、子舆、子犁、子来四位高人观点相同，遂成莫逆之交。

生死存亡为一体，实是庄子的观点。

【参阅】

《淮南子·精神训》：“终则反本未生之时，而与化为一体。死之与生一体也。”

【原文】

乐出虚，蒸成菌，日夜相代乎前，而莫知其所萌，已乎已乎！旦暮得此，其所由以生乎！

非彼无我，非我所无取，是亦近矣，而不知其所为使。必有真宰，而特不得其联[1]。可形已信，而不见其形，有情而无形。

百骸、九窍[2]、六脏[3]，赅而存焉，吾谁与为亲？汝皆悦之乎？其有私焉？如是皆有为臣妾乎？其臣妾不足以相治也。其递相为君臣乎？其有真君存焉。

（《庄子·齐物论》）

【注释】

［1］联：联属，联系。

［2］九窍：眼、耳、鼻、口七窍，以及前后阴，合称九窍。

［3］六脏：《难经·三十九难》："五脏，心、肝、脾、肺、肾也。亦有六脏者，肾有两脏也。"

【解读】

庄子由虚器吹奏出乐声、湿气蒸成菌类，而启发其探索生命发生的奥秘。他认为必有"真宰"，然而不见其形，由此联想到人体、百骸、九窍、脏腑，无所不具，但其地位或为臣、妾。除此之外，必有"真君"存在，为生命之主宰。

明代医学家赵养葵《医贯·内经十二官论》认为：《内经》以心为君主之官而出神明，又说主明则十二官危。既然心属十二官中，则知在心之外别有真君真主。赵氏所说的"真主真君"，实指"命门"而言。

可以认为，庄子此说是对人身"真宰"的最早探索，其医学意义不容忽视。赵养葵的"命门为人身真君真主"之论，实亦有得于《庄子》。

【参阅】

赵养葵《医贯·内经十二官论》："命门即在两肾一寸五分之间，当一身之中。《易》所谓'一阳陷于二阴之中'。《内经》曰'七节之傍，中有小心'是也。名曰命门，是为'真君真主'，与身之太极无形可见。两肾之中是其安宅。"

【原文】

精神生于道，形本生于精。

（《庄子·知北游》）

【解读】

形神是中国古代哲学术语，在形体和精神的关系上，《庄子》提出"精神生于道，形本生于精"。所谓"道"，即精神产生于自然，是一种规律。至于“形”“精”之间又有相生的关系，即“形本生于精”。

《素问·阴阳应象大论》说：“阳化气，阴成形……阳为气，阴为味。味归形，形归气；气归精，精归化。精食气，形食味，化生精，气生形……精化为气。”认为气味与形精相互转化，其说较《庄子》更为深入。

【原文】

子列子曰：“……故有生者，有生生者，生之所生者死矣，而生生者未尝终……”

（《列子·天瑞》）

【解读】

天地间有生命产生，也有产生生命的物质和动力。生命有穷尽之时，而产生生命的物质和动力未尝灭寂。

小乘佛教萨婆多部认为本无今有为“生”，能生此“生”名为“生生”。一切实体存在，都具有生（发生）、住（存在）、异（变迁）、灭（消灭）“四本相”，生生、住住、异异、灭灭“四随相”。《列子》的论说实有佛学思想渗入。后世医家如张介宾则又参以《列子》“有生者、有生生者”之说，以探究生命的奥秘。

【参阅】

张介宾《类经·藏象类》曰：“故天癸者，言天一之阴气耳。气化为水，因名天癸……其在人身，是为元阴，亦曰元气。人之未生，则此气蕴于父母，是为先天之元气；人之既生，则此气化于吾身，是为后天之元气。第气之初生，真阴甚微，及其既盛，精血乃王，故女必二七，男必二八，而后天癸至。天癸既至，在女子则月事以时下，在男子则精气溢泻，盖必阴气足而后精气化耳……然则精生于气，而天癸者，其即天一之气乎？可无疑矣。《列子》曰，‘有生者，有生生者；有形者，有形形者’，其斯之谓。”

【原文】

人自生至终，大化[1]有四：婴孩也，少壮也，老耄也，死亡也。其在婴孩，气专志一[2]，和之至也，物不伤焉，德莫加焉。其在少壮，则血气飘溢，欲虑充起，物所攻焉，德故衰焉。其在老耄，则欲虑柔焉，体将休焉，物莫先焉，虽未及婴孩之全，方于少壮间[3]矣。其在死亡也，则之于息焉，反其极矣。

（《列子·天瑞》）

【注释】

［1］大化：指自然或人生的变化，亦为生命的代称。

［2］志一：《诗·关雎序》："在心为志"。志一，谓心志专一。

［3］间：距离，差别。

【解读】

《列子》将人的生命分为婴孩、少壮、老耄和死亡四个"大化"阶段，认为：婴儿时"气专志一"，阴阳之气冲和，无欲无虑，不受外物伤害，而保全其天真之德；到了少壮年代，血气方刚，多欲多虑，易为外物伤害，故其天真之德反衰；老年则欲虑已减；及至死亡，则生命止息，反归于极。

对于《列子》所说的"大化"，《素问·六微旨大论》称之为"生长壮老已"，认为"物之生从于化，物之极由乎变"。人的生命由"生"而"极"，是一个"化"和"变"的过程。其旨与《列子》之说相似。

至于《列子》婴儿时"气专志一"的论述，实是《老子》"专气致柔"说的延续。

【参阅】

《老子》："载营魄抱一，能无离乎？专气致柔，能如婴儿乎？"

【原文】

粥熊曰："运转亡已[1]，天地密移[2]，畴[3]觉之哉？故物损于彼者

盈于此，成于此者亏于彼。损盈成亏，随世[4]随死。往来相接，间不可省，畴觉之哉？凡一气不顿进，一形不顿亏；亦不觉其成，亦不觉其亏。亦如人自世至老，貌色智态，亡日不异；皮肤爪发，随世随落，非婴孩时有停而不易也。间不可觉，俟至后知。”

（《列子·天瑞》）

【注释】

［1］亡已：即无已。

［2］密移：默移。

［3］畴：通“谁”。

［4］世：在此作“生”解。下同。

【解读】

《列子》载粥熊之说，谓天地密移运转而不知觉，随之而发生事物彼此的盈亏、生死；至于人的生、长、壮、老、已，也无时无刻在不知不觉中进行，事后而方知。

【原文】

精神者，天之分；骨骸者，地之分。属天清而散，属地浊而聚。精神离形，各归其真[1]，故谓之鬼。鬼，归也，归其真宅[2]。黄帝曰：“精神入其门，骨骸反其根，我尚何存？”

（《列子·天瑞》）

【注释】

［1］真：本质。

［2］真宅：指生命的归宿处所。

【解读】

《列子》的生命观认为，人有精神、形骸，精神无形而属天，形骸有形而属地。人死之后，精神消散，形骸留形，而已不复有所谓“我”。其对于迷信者所谓的“鬼”有自己的认识，认为人的精神、形骸“归其真宅”，即所谓成“鬼”。其所说之“真宅”，即生命的归宿之处。

【原文】

尹文先生揖而进之于室，屏左右而与之言曰：“昔老聃[1]之徂西[2]也，顾而告予曰：有生之气，有形之状，尽幻也。造化之所始，阴阳之所变者，谓之生，谓之死。穷数达变，因形移易者，谓之化，谓之幻。造物者其巧妙，其功深，固难穷难终。因形者其巧显，其功浅，故随起随灭。知幻化之不异生死也，始可与学幻矣。”

（《列子·周穆王》）

【注释】

［1］老聃：即老子，姓李名耳。春秋时楚国人，曾任周“守藏室之史”。孔子曾向他问礼。

［2］徂西：往西。

【解读】

《列子》借尹文先生之口，述老聃之言。

老聃以为，凡“有生之气”“有形之状”皆属幻化。故“生”为造化之始，“死”为阴阳之所变，而幻化无异于生死。

《周易》说，“精气为神，游魂为变”，也寓有此意。

【原文】

形具而神生，好恶、喜怒、哀乐藏焉。

（《荀子·天论》）

【解读】

《荀子》在此，首次肯定有形体才有精神，之后的唯物主义和无神论者发展了荀子的这一命题。如汉代桓谭《新论·形神》指出：“精神居形体，犹火之然（燃）烛矣。”王充《论衡·论死》又说：“天下无烛燃之火，世间安得有无体独知之精。”其都以形质为先，精神为后。

南北朝时，学者对“形神”问题争论尤多。其中以范缜《神灭论》最著，他论证了“形者神之质，神者形之用”“形存则神存，形谢则神灭”，使形神关系问题得到解决。

在古代中医学中，也有许多关于精气、形神的论述。《灵枢·天年》说:“何谓神？岐伯曰：血气已和，荣卫已通，五脏已成，神气舍心，魂魄毕具，乃成为人。”其从医学的角度，论证了血气、荣卫，五脏既具，然后才有“神气”“魂魄”。

【原文】

天生地杀，道之理也。天地，万物之盗；万物，人之盗[1]；人，万物之盗。三盗既宜，三才既安，故曰：食其时，万骸[2]理；动其机，万化[3]安……其盗，机[4]也。天下莫能见，莫能知。

（《阴符经·中篇》）

【注释】

[1] 盗：意为盗取、获取者。

[2] 万骸：指种种生命体。

[3] 万化：化，化生，化生之物。万化，即万物。

[4] 机：极细微的迹象。《素问·离合真邪论》王冰注:“机者，动之微。”

【解读】

生与死，是自然之道。

《阴符经》“天地，万物之盗；万物，人之盗；人，万物之盗。三盗既宜，三才既安……其盗，机也”的论说，实是指互盗其气。其观点有类于现代生态学所论的物质循环和能量流动。

生态学认为，生物的生命过程就是不断地同周围环境进行新陈代谢的过程，其本质是一种物质运动过程。构成生命成分的主要元素约有 40 种，这些物质元素由生物生活的环境被摄入生物体内，在生态系统的生物链中不断传递，或经过分解，重新回归自然环境中，然后再被生物所吸收，从而组成生态系统复杂的物质循环。

由于物质循环的路线和周期不同，故可分为生物小循环和地球化学大循环。生物小循环是指环境中的元素由生物体吸收后，在不同的生物间被相继利用，相互传递，最后分解，分解元素归还于环境，再度被利用。地球化学大循环中的元素经生物吸收，进入有机体，然后以排泄物和残体的形式返回环境，进入大气圈、水圈、土壤岩石圈及生物圈的循环。

生态系统的能量流动，即能量在生态系统中的传递和特化过程。生态系统是一个热力学系统。在生态系统中，太阳是一个高能热源，太阳能的输入和转化是生态系统功能得以实现的基础。绿色植物吸收太阳能进行光合作用，这一过程所积累的能量是生态系统最初的能量积累。其所制造的有机物再供给各级消费者，从而形成生物之间的以食物营养为中心的链锁反应，称“食物链”。“食物链”是生态系统中能量传递的基本途径。

在生态系统中，物质循环和能量传递是密不可分的。

人是生态系统的组成要素，和其他生物一样，存在于生态系统的物质循环和能量流动过程中，从环境中获取不同的食物以补充自身的能量，以完成自身生、长、壮、老、已的生命过程。

中医学理论是在“天人合一”整体观指导下建立的。《阴符经》所论的“三盗既宜，三才既安……其盗，机也”的思想，与生态系统的物质循环和能量流动理论相符，这在中医理论中多有体现。

【参阅】

《阴符经》鬼谷子注：“三盗者，彼此不觉知，但谓之神明。”

李鉴曰：“天地与万物生成，盗万物以衰老，万物与人之服饰，盗人以骄奢。人与万物之上器，盗万物以毁败，皆自然而往。三盗得其宜，三才递安其任。”

《素问·六微旨大论》："气之升降，天地之更用也……升已而降，降已而升。天气下降，气流于地；地气上升，气腾于天，故高下相召，升降相因。""上下之位，气交之中，人之居也……气交之分，人气从之，万物由之。""非出入，则无以生长壮老已；非生长，则无以生长化收藏。"

《素问·六节藏象论》："天食人以五气，地食人以五味。"

《素问·阴阳应象大论》："水为阴，火为阳。阳为气，阴为味。味归形，形归气。气归精，精归化。精食气，形食味，化生精，气生形……精化为气。""壮火之气衰，少火之气壮。壮火食气，气生少火。壮火散气，少火生气。"

【原文】

生者死之根，死者生之根。

（《阴符经·下篇》）

【解读】

阴阳家有"阴阳互根"之说。《阴符经》所言"生者死之根，死者生之根"，实与"阴阳互根"同理，亦属于"圜道"之说，有物质不灭、生命不息的意思，即《鹖冠子》"不死不生，不断不成"之旨。

【原文】

精气之集也，必有入也。集于羽鸟与为飞扬，集于走兽与为流行，集于珠玉与为精朗，集于树木与为茂长，集于圣人与为敻明[1]。精气之来也，因轻而扬之，因走而行之，因美而良之，因长而养之，因智而明之。

（《吕氏春秋·尽数》）

【注释】

［1］敻明：敻（xiòng），远。敻明，明远。亦形容人的精神思想。

【解读】

天地之精气，或集于动、植物，或入于珠玉、人类，各自因之而获得长养，也因之而呈现气优美的状态。

“精气之集也，必有入也。”饮食物精气摄入体内，也符合其理。

《素问·阴阳应象大论》说：“阳为气，阴为味。味归形，形归气，气归精，精归化；精食气，形食味，化生精，气生形。”其总结了人体通过饮食精气化生自身精气的机理。该书《六节藏象论》又说：“五味之美，不可胜极。嗜欲不同，各有所通。天食人以五味，地食人以五味。五气入鼻，藏于心肺，上使五色修明，音声能彰；五味入口，藏于肠胃，味有所藏，以养五气，气和而生，津液相成，神乃自生。”其论述更为具体。

至于五味入于人体脏腑，也有一定的选择性。《素问·宣明五气》说：“五味所入，酸入肝，辛入肺，苦入心，咸入肾，甘入脾。”《素问·平人气象论》还论述精气分别入于五脏，认为“藏真散于肝，肝藏筋膜之气也”；“藏真通于心，心藏血脉之气也”；“藏真濡于脾，脾藏肌肉之气也”；“藏真高于肺，以行荣卫阴阳也”；“藏真下于肾，肾藏骨髓之气也”。这些内容也与《吕氏春秋》“精气之集也，必有入也……因长而养之”之说相符合。

【原文】

化[1]者，复归于无形也；不化者，与天地俱生也。夫木之死也，青青去之也。夫使木生者岂木也？犹充形者之非形也。故生生者未尝死也，其所生则死矣；化[2]物者未尝化也，其所化则化矣……终则反本未生之时，而与化[3]为一体。死之与生，一体也。

（《淮南子·精神训》）

【注释】

［1］化：物化，谓死亡。

[2]化：化生。

[3]化：造化。

【解读】

《庄子·大宗师》云："知死生存亡之一体。"《淮南子·精神训》亦视死生为一体，认为生命虽死，但充形化物者不死，生命最终返归未生之时，而与造化为一体。实即生命虽终，而物质不灭、生化无穷的意思。《素问·五常政大论》："气始而生化，气散而有形，气布而蕃育，气终而象变，其致一也。"其理实同。

【参阅】

《素问·天元纪大论》："物生谓之化，物极谓之变。"

《素问·六微旨大论》："物之生从于化，物之极由乎变。变化之相薄，成败之所由也。"

《抱朴子·至理》："夫有因无而生焉，形须神而立焉。有者，无之宫也；形者，神之宅也。故譬之于堤，堤坏则水不留矣；方之于烛，烛糜则火不居矣。身劳则神散。气竭则命终。根竭枝繁。则青青去木矣；器疲欲胜，则精灵离身矣。"

【原文】

夫精神者，所受于天也；而形体者，所禀于地也。故曰：一生二，二生三，三生万物。万物背阴而抱阳，冲气以为和。故曰一月而膏，二月而肤[1]，三月而胎，四月而肌，五月而筋，六月而骨，七月而成，八月而动，九月而躁，十月而生。

（《淮南子·精神训》）

【注释】

[1]肤：本有二解。一，因骨差而突出。《说文·肉部》："肤，骨差也。"二，肿。《广雅·释诂》："肤，肿也。"今按《精神训》之义，当作肿突状解释。

【解读】

现代人体胚胎学是研究人体发生和生长发育的一门学科。其研究内容包括生殖细胞、受精，直至胎儿发育成熟和娩出的正常分化发育过程与机制。我国对人体胚胎发育的研究为时甚早。《管子·水地》已开其端。西汉初《淮南子·精神训》的记载结合老子之论。此后的记载如"《太素经》云：一月膏，二月脉，三月胞，四月胎，五月筋，六月骨，七月成，八月动，九月躁，十月生"（日人丹波康赖《医心方》）所引。今本《太素》及杨上善注俱无此文，亦不见于《素问》《灵枢》。）

南北朝时，徐之才《逐月养胎方》和德贞常《产经》均曾作了探讨。如《产经》记载："妊身一月曰胚，又曰胞，二月胎，三月曰血脉，四月曰具骨，五月曰动，六月曰形成，七月而毛发生，八月曰瞳子明，九月曰谷入骨，十月曰儿出生也。"

唐代孙思邈《千金要方》也有"妊娠一月始胚，二月始膏，三月始胞，四月形体成，五月能动，六月筋骨立，七月毛发生，八月脏腑具，九月谷气入胃，十月诸神备，日满即产矣"的论述。

尽管其说有差异，但西医学称怀孕最初两个月内的幼体为"胚"、三个月后为"胎"的说法，实与古人之说十分相似。

【参阅】

《千金要方·妇人方上·养胎》"徐之才逐月养胎方"：妊娠一月名始胚，阴阳新合为胎；二月名始膏，儿精成于胞里；三月名始胎，为定形；四月始受水精，以成血脉，儿六腑顺成；五月始受火精，以成其气，儿四肢皆成；六月始受金精，以成其筋，儿口目皆成；七月始受木精，成其骨，儿皮毛已成；八月始受土精，以成肤革，儿九窍皆成；九月始受石精，以成皮毛，六腑、百节莫不毕备，儿脉续缕皆成；十月五脏俱备，六腑齐通，纳天地气于丹田，故使关节。人神皆备，但俟时而生。

【原文】

夫大块[1]载我以形。劳我以生，逸我以老，休我以死。善我生者，乃所以善我死也。

若人者，千变万化而未始有极也。弊而复新，其为乐也，可胜计邪！譬若梦为鸟而飞于天，梦为鱼而泳于源。方其梦也，不知其梦也，觉而后知其梦也。今将有大觉[2]，然后知今此之为大梦[3]也。始吾未生之时，焉知生之乐也？今吾未死，又焉知死之不乐也。

（《淮南子·俶真训》）

【注释】

［1］大块：大地。

［2］大觉：指死。

［3］大梦：指生。《庄子·齐物论》："且有大觉，而后知此其大梦也。"

【解读】

《淮南子·俶真训》对于生、老、死亡始终抱着乐观、积极的态度，这里完全接受庄子之说："劳我以生，逸我以老，休我以死。"将生活的快乐，比诸飞鸟、游鱼。虽然以生比为"大梦"，死喻为"大觉"。但又说："始吾未老之时，焉知生之乐也？今吾未死，又焉知死之不乐也。"无论生死，都乐观对待，可见其思想十分旷达。其将人生命的"千变万化"视为"弊而复新"，"未始有极"，继承了《庄子》生死"孰知其极"、"通天下一气"之旨。

【参阅】

《慎子》（逸文）："始吾未生之时，焉知生之乐也；今吾未死，又焉知死之不乐。"

【原文】

神贵于形也，故神制则形从，形胜则神穷。聪明虽用，必反诸神。

（《淮南子·诠言训》）

【解读】

“神”与“形”，可分而实不可分，其体用为一。凡人的行为本受思想的支配。“形胜则神穷”，实有行为过极、丧失理智的意思。因而，“聪明虽用，必反诸神”，强调人的所作所为始终应接受正确思想的指导。《淮南子》的形神论述对于养生而言，也具有重要意义。

【参阅】

汉代班固《汉书·司马迁传》：“凡人所生者神也，所托者形也。神大用则竭，形大劳则散，形神离则死。死者不可复生，离者不可复反，故圣人重之。由是观之，神者生之本也，形者生之具也。”

《梁书·范缜传》：“（范缜）著《神灭论》，曰：……神即形也，形即神也。是以形存则神存，形谢则神灭也。形者神之质，神者形之用，是则形称其质，神言其用，形之与神，不得相异也。”

【原文】

夫形者，生之舍也；气者，生之充也；神者，生之制也。一失其位，则三者伤矣。是故圣人各处其位，守其职，而不得相干也。故夫形者非其所安也而处之则废；气不当其所充而用之则泄；神非其所宜而行之则昧。此三者，不可不慎守也。

今人之所以眭[1]然能视，瞀[2]然能听，形体能抗，而百节可屈伸，察能分白黑、视美丑，而能知别同异、明是非者，何也？气为之充，而神为之使也。

今夫狂者之不能避水火之难而越沟渎之险者，岂无形神气志哉？然而用之异也。失其所守之位，而离其外内之舍，是故举错不能当，动静不能中……何也？形神相失也。故以神为主者，形从而利；以形为制者，神从而害。

（《淮南子·原道训》）

【注释】

［1］眭：目光深注。

［2］瞢（yíng）：通"荧"。明白。

【解读】

《淮南子·原道训》论形、气、神三者，以为形为生之舍，气为生之充，神为生之制，三者各处其位，守其职，而不能相失相干。能处位守职，则形安、气充、神使，否则形废、气泄、神昧。

以气、神二者而言，凡人之所以能视听、动作、辨识，皆由于气之充、神之使。

以形、神二者而论，则当神为主而形为从，反之则为害。狂病者不避水火，正是"形神相失"的例子。

《原道训》所说的形神不得相失而"神为之使"的问题，最为医家所重视。《素问·汤液醪醴论》认为，嗜欲忧患太甚，则使精神弛坏，导致"神不使"者，虽用汤药针砭，而不能发挥其作用，难以治愈其疾病。

【参阅】

《素问·灵兰秘典论》："黄帝问曰：愿闻十二脏之相使。贵贱何如？岐伯对曰：……心者，君主之官，神明出焉……凡此十二官者不得相失也。故主明则下安，以此养生则寿，殁世不殆，以为天下则大昌。主不明则十二官危，使道闭塞而不通，形乃大伤，以此养生则殃。"

《素问·汤液醪醴论》："岐伯曰：当今之世，必齐毒药攻其中，镵石针艾治其外也。帝曰：形弊血尽而功不立者何？岐伯曰：神不使也。帝曰：何谓神不使？岐伯曰：针石，道也。精神不进，志意不治，故病不可愈。今精坏神去，荣卫不可复收。何者？嗜欲无穷，而忧患不止，精气弛坏，营泣卫除，故神去之而病不愈也。"

【原文】

是故形伤于寒暑燥湿之虐者，形苑[1]而神壮；神伤乎喜怒思虑之患

者，神尽而形有余。

（《淮南子·俶真训》）

【注释】

［1］苑：枯萎。

【解读】

形体和精神，古代哲学称“形神”。形、神的关系先秦庄子提出“精神生于道，形本生于精”（《庄子·知北游》）。荀子认为“形具而神生，好恶喜怒哀乐藏焉”（《荀子·天论》）。首先肯定有形人体才有精神。汉代的桓谭、王充等先后提出“精神居形体，犹火之然烛矣”（《新论·形神》），“天下无独燃之火，世间安得有无独知之精”（《论衡·论死》）。到南北朝时，形神问题为哲学讨论的中心，范缜作《神灭论》论证“形者神之质，神者形之用”，“形存则神存，形谢则神灭”，基本上解决了形、神的问题。

在医学方面，同样存在形、神问题。风、寒、暑、湿、燥、火，六淫之邪伤人形体，故其“形苑”；喜、怒、忧、思、悲、恐、惊，七情之极伤人之神，故曰“神尽”。《淮南子》之说与医理相合。

《素问·调经论》中记载了“神不足”“形有余”“形不足”的症状和针刺治疗法。可见对于神、形的病变和治疗，古人已十分重视之。

【参阅】

《素问·调经论》：“刺法言：有余泻之，不足补之……神有余有不足，气有余有不足，血有余有不足，形有余有不足，志有余有不足，凡此十者，其气不等也……神有余则笑不休，神不足则悲……神有余，则泻其小络之血，出血勿之深斥，无中其大经，神气乃平；神不足者，视其虚络，按而致之，刺而利之，无出其血，无泄其气，以通其经，神气乃平……形有余不足奈何？形有余则腹胀，泾溲不利，不足则四支不用……形有余则泻其阳经，不足则补其阳络。”

【原文】

天积众精以自刚……天所以刚者，非一精之力……故天道务盛其精……盛其精而壹其阳……壹其阳然后可以致其神……为人君者莫要贵其神。

神者，不可得而视也，不可得而听也。是故视而不见其形，听而不闻其声。

君贵居冥而明，其位处阴而向阳……

阴道尚明而露情，阳道无端而贵神。

（《春秋繁露·立元神》）

【解读】

董仲舒强调天积众精而壹其阳，然后“致其神”，因而天自刚，即《周易》“天行健，君子以自强不息”之义。如果从精、气、神三者的关系去认识，则是精盛则阳（气）旺、阳（气）旺则生神的意思。

《素问·上古天真论》所谓“积精全神”，与此相合。

董仲舒还对“神”作了描述，以为君贵神，无形无声，处阴而向阳，居于冥而其位明。

《素问·灵兰秘典论》称“心者君主之官也，神明出焉……故主明则下安……主不明则十二官危，又认为心属手少阴，与《春秋繁露》之说亦有相通之处。故董氏之说亦必有所本，而非自撰。

【原文】

天高其位而下其施，藏其形而见其光……藏其形，所以为神；见其光，所以为明……是故人主者法天之行。

（《春秋繁露·离合根》）

【注释】

[1] 无端：无尽。《汉书·律历志上》：“周旋无端，终而复始，无穷已也。”

【解读】

古人将君主称“神明”，又称“心”为君主之官，出神明。其原理何在？按照董仲舒的说法，君主必须“法天之行”，属“阳道”而要在“贵神”。虽然居处在内，不露其情，不见其形，不闻其声，然而君位高而下施；向阳，见其光而为明。

正因为藏形“贵神”，而其位光明，故称“神明”。

古代医家将“治身”与“治国”相比，在脏腑之中，心属手少阴，其地位如同君主，故有“心为君主之官，神明出焉”之说。

另又有云：“君火以名，相火以位”；“心不主令，相火代之”。揣摩其意，实与《立元神》所说的“居冥”“处阴”、不可得而视、不可闻其声有相同的意思。

【参阅】

《素问·灵兰秘典论》：“心者，君主之官也，神明出焉……凡此十二官者，不得相失也。故主明则下安，以此养生则寿，殁世不殆，以为天下则大昌；主不明则十二官危，使道闭塞而不通，形乃大伤，以此养生则殃，以为天下者，其宗大危，戒之戒之！”

【原文】

天地之行，美也，是以天高其位而下其施，藏其形而见其光……高其位，所以为尊也；下其施，所以为仁也；藏其形，所以为神也；见其光，所以为明也……

一国之君，其犹一体之心也：隐居深宫，若心之藏于胸；至贵无与敌……任群臣无所亲，若四肢之各有职也；内有四辅[1]，若心之有肝肺脾肾也；外有百官，若心之有形体孔窍也；亲圣尽贤，若神明皆聚于心也；上下相承顺，若肢体相为使也；布恩施惠，若元气之流皮毛腠理也；百姓皆得其所，若血气和平，形体无所苦也；无为致太平，若神气自通于渊[2]也……君明，臣蒙其功，若心之神，体得以全；臣贤，君蒙其恩，

若形体之精，而心得以安。上乱，下被其患，若耳目不聪明，而手足为伤也；臣不忠，而君灭亡，若形体妄动，而心为之丧。

（《春秋繁露·天地之行》）

【注释】

［1］四辅：官名。相传古天子身边有四个辅佐。贾谊《新书》称道、弼、辅、承为四辅。

［2］渊：渊深之处。

【解读】

古人以天位高而下施其仁，藏其形而见其光，故称之为"神明"。又将一国之君，比喻为一体之心。董仲舒以为人之"神明皆聚于心"，"上下相承顺，若肢体相为使"。

这种比喻，不仅见于《春秋繁露》，也见于《素问》。《素问·灵兰秘典论》记载"十二脏相使"，称"心者，君主之官，神明出焉"，谓"主明则下安"，"主不明则十二官危"。

【参阅】

《素问·灵兰秘典论》："黄帝问曰：愿闻十二脏之相使，贵贱如何？岐伯对曰：……心者，君主之官也，神明出焉。肺者，相傅之官，治节出焉。肝者，将军之官，谋虑出焉。胆者，中正之官，决断出焉。膻中者，臣使之官，喜乐出焉。脾胃者，仓廪之官，五味出焉。大肠者，传道之官，变化出焉。小肠者，受盛之官，化物出焉。肾者，作强之官，伎巧出焉。三焦者，决渎之官，水道出焉。膀胱者，州都之官，津液藏焉，气化则能出矣。凡此十二官者，不得相失也。故主明则下安，以此养生则寿，殁世不殆，以为天下则大昌。主不明则十二官危，使道闭塞而不通，形乃大伤，以此养生则殃。"

【原文】

天高其位而下其施[1]，藏其形而见其光，序列星而近至精，考阴阳

而降霜露。高其位，所以为尊也；下其施，所以为仁也；藏其形，所以为神也；见其光，所以为明也；故位尊而施仁，藏形而见光者，天之行也。是故人主者法天之行，是故内深藏所以为神，外搏观所以为明也。

（《春秋繁露·离合根》）

【注释】

［1］施：推行布施。

【解读】

《鬼谷子》曾说："圣人谋之于阴曰神，成之于物故曰明。"《春秋繁露》论人主"法天之行"，"天高其位而下其施，藏其形而见其光"（同书《立元神》与《保位权》中语略同）。在政治方面，钱钟书先生认为是古代"统治者的一个重要统治权术"（《钱钟书论学文集》）。

在古代医学方面，《素问》"心者，君主之官，神明出焉，故主明则下安……主不明则十二官危"之论，或本于上说。

【原文】

精神者，何谓也？精者静也，太阴施化之气也，象水之化，复得任生也。神者恍惚，太阳之气也，出入无间，总云支体万化之本也。

（《白虎通·性情》）

【解读】

《白虎通》解释"精神"为"太阴之气"和"太阳之气"。太阴之气静而象水，主化而任生，太阳之气主动，为肢体万化之本。二者相须，而主宰生命的化生。

《易·系辞》曾说："精气为物。"指出精气是物质性的。另《系辞传》还说："阴阳不测之谓神。"《素问·天元纪大论》亦曰："阴阳不测谓之神。"这就是《白虎通》所谓"神者恍惚……出入无间，总云支体万化之本"之义。

《白虎通》以"神"为"太阳之气"。王充《论衡》的观点与之相同，以为“阳气专物而生，故谓之神”。

明代，医家张介宾论阴阳，有“阴以阳为主，所关于造化之原，而为性命之本”和“水能生万物”的说法，与《白虎通》太阴之气象“水之化”而“任生”、太阳之气为“万化之本”的观点共通。

至于“精”和“神”二者，汉代哲学家多认为其本之于自然，来之于先天，为生命的本质而内充于身体，即《说苑·反质》所说：“精神者，天之有也，是未有身，是有精神。”《春秋繁露》也说：“精神者，生之内充也。”

【参阅】

《素问·天元纪大论》：“故物生谓之化，物极谓之变。阴阳不测谓之神……故在天为气，在地为形，形气想感而化生万物。”

《类经附翼·求正录·大宝论》：“何谓其一？一即阳也。阳之为义大矣，夫阴以阳为主，所关于造化之原，而为性命之本者，惟斯而已……何以云‘天一生水’？水非阳乎？又何以云‘水能生万物’？水非生气乎？……夫‘天一’者，天之一也，一即阳也，无一则止于六耳。故水之万物者，赖此一也；水之化气者，亦赖此一也。”

二、人性和人欲

人性，为人类之共性。将“性”作为生命、生机解，这是一个唯物论的命题。

人的先天本性又称“天性”，而人欲与之相反。犹《荀子·儒效》所说：“是非天性也，积靡使然也。”

大抵人心所向、人力所为多趋利逐势，追求享乐。但若太过，则逆性累身。因追逐享乐而到纵欲的地步，并为古人所反对。

在经子典籍中，散在着不少关于古人对人性和人欲认识的内容。

《易》云：“需。君子以饮食宴乐。”这是生命的需要。

《左传》认为，人的哀乐属于天性，谓“哀乐不失，乃能协于天地之性，是以久长”；反之，如“哀乐失时，殃咎必至”。又以为五味、五色、五声“淫则昏乱，民失其性”。因而行之以“礼”，即以“礼”教育节制之。

《礼记》则称饮食、男女为“人之大欲”，实是指出于天性。在情志方面，喜、怒、哀、惧、爱、恶、欲，“弗学而能”，是为“人情”，亦为人性。

老、庄则主张无为、无欲。《老子》说：“五色令人目盲，五音令人耳聋，五味令人口爽。”“不见可欲，使民心不乱。”

《庄子》认为：“性者，人之质。”声色、滋味、权势，人多乐之。“欲恶避就”为“人之性”。但应当“计其患”，若害于性则辞而不受。

《吕氏春秋》则谓："性者，万物之本也。""性也者，所受于天。"又说："治欲者不于欲，于性。"

《淮南子》对于人性与欲也有论述，如"人性无邪"，"人性欲平，嗜欲害之"，"纵欲而失性"，"欲与性相害，不可而立"等。

《春秋繁露》则指出情志的发生属于天性，不得郁滞，所谓"喜怒哀乐之动止也，此天之所为人性命者也。临其时而欲发……在人者，亦天也……其宜直行而无郁滞，一也"。

《列子》指出，"禀生之质谓之性"，若"应理处顺"则性和；如"任情背道"则失和。又认为若生活环境改变了"性之恒"，则会产生疾病。同时，《列子》反对禁欲，抨击礼教，主张尊富逸乐，厚生适性，对人欲勿壅勿阏。无疑有其积极的方面。

如上所述，可知人性与人欲，也是古人着意讨论的问题。欲不可强遏，但亦须自持有度，这对于医学养生有重要的意义。

【原文】

哀乐失时，殃咎必至……临祸忘忧，忧必及之。

（《左传·桓公二十年》）

宋公[1]享昭子，赋《新宫》，昭子赋《车辖》。明日宴，饮酒，乐，宋公使昭子右坐，语相泣也。乐祁佐[2]，退而告人曰："今兹君与叔孙，其皆死乎！吾闻之：'哀乐而乐哀，皆丧心也。'心之精爽，是谓魂魄。魂魄去之，何以能久？"

子大叔见赵简子，曰："……生，好物也；死，恶物也。好物，乐也；恶物，哀也。哀乐不失，乃能协于天地之性，是以长久。"

（《左传·昭公二十五年》）

【注释】

[1] 宋公：宋公享昭子事，记于鲁昭公二十五年（公元前517年），其时又为宋元公十五年。次年，宋景公继位。可知宋公死于此时。《左

传》曰："今兹君与叔孙，其皆死乎！"当是预言的写实。

［2］乐祁佐：乐官祁为佐。"祁"当为乐官之姓。

【解读】

古人认为，人的哀乐属于天性。哀乐不失，则协于天地之性，故可以长久。"临祸忘忧"是哀乐失时的一种情况。不知忧患之将至，故祸必临之。

宋公与昭子饮酒作乐，理应快乐，而反相对哭泣。应哀而乐，应乐而哀，都是精神严重失常的状态，故乐祁断为"丧心"。丧心病狂，因而致死。

【原文】

子大叔见赵简子，简子问揖让周旋[1]之礼焉。对曰："是仪也，非礼也。"简子曰："敢问何谓礼？"对曰："吉也闻诸先大夫子产曰：'夫礼，天之经也。地之义也，民之行也。'天地之经，而民实则之。则天之明，因地之性，生其六气[2]，用其五行。气为五味，发为五色，章[3]为五声，淫则昏乱，民失其性。是故为礼以奉之……"

（《左传·昭公二十五年》）

【注释】

［1］周旋：古人行礼时进退揖让的动作。

［2］六气：春秋时秦医和称阴、阳、风、雨、晦、明为六气。

［3］章：彰，显扬的意思。

【解读】

赵简子向子大叔问"礼"。子大叔认为，"揖让周旋之礼"并非真正的礼，而只是一种礼仪。"礼"是天经地义的，是百姓的行为准则。百姓因天地之性，随其六气、五行，而成五味、五色、五声，以作为日常生活的必需。但若嗜好太过，未免陷入淫乱，丧失本性。因而，圣人作"礼"以供其需要。

【原文】

饮食男女，人之大欲存焉。

（《礼记·礼运》）

【解读】

饮食，指食欲；男女，指性欲。都是人的本性，故称“大欲”。

《庄子·达生》也曾说：“人之所取畏者，衽席之上，饮食之间，而不知为之戒者，过也。”

可见，饮食男女，为人欲之必需，但也应必知所戒。因而朱丹溪《格致余论》有《饮食箴》《色欲箴》二篇，以期警觉世人。

【原文】

先王之制礼、乐也，非以极口腹耳目之欲也，将以教民平好恶而反人道之正也。人生不静，天之性也。感于物而动，性之欲也。物至知知，然后好恶形焉。好恶无节于内，知诱于外，不能反躬[1]，天理[2]灭矣。夫物之感人无穷，有淫佚作乱之事，是故强者胁弱，众者暴寡，知者诈愚，勇者苦怯，疾病不养，老幼孤独不得其所，此大乱之道也。是故先王之制礼、乐，人为之节。

（《礼记·乐记》）

【注释】

［1］反躬：反身自省。

［2］天理：在此指纲常伦理，与“人欲”相对。

【解读】

《乐记》认为，古人制礼、乐的目的，并不在于穷极欲望，而为了教育百姓平调思想的好恶，使归于正常。

人们的思想因物欲的感动而产生好恶。如果好恶无节，不能自反，则人欲横流，必然丧失“天理”，于是就有骄奢淫逸、欺罔作乱、人际相残，以及疾病不得疗养、老幼孤独不得其所等种种社会动乱现象产生。

因此，古人制礼、乐，其目的就在于调正人们的心态，使好恶有节于内。这对于精神修养、伦理道德和社会和谐都具有重要意义。

【原文】

何谓人情？喜、怒、哀、惧、爱、恶、欲，七者弗学而能。

（《礼记·礼运》）

【解读】

喜、怒、哀、惧、爱、恶、欲，这七种情感，与生俱来，凡人皆有之，弗学而能，故称“人情”，亦即“人性”，为人之天性。

中医称喜、怒、忧、思、悲、恐、惊为人之“七情”。七情为人致病的内因，即情志之因。

南宋医家陈无择著《三因方》，将病因归纳为外因、内因、不内外因三类：寒、暑、燥、湿、风、热六淫为外所因，喜、怒、忧、思、悲、恐、惊等七情为人之内所因，饮食饥饱、虎狼虫兽、金疮踒折等为不内外因。

【原文】

晏子曰：“……今夫兰本，三年而成，湛[1]之苦酒，则君子不近，庶人不佩；湛之縻醢[2]，而贾[3]匹马矣。非兰本美也，所湛然也。愿子之必求所湛。婴闻之，君子居必择邻，游必就士，择居所以求士，求士所以辟患也。婴闻汩[4]常移质，习俗移性，不可不慎也。”

（《晏子春秋·内篇杂上·曾子将行晏子送之而赠以善言》）

【注释】

［1］湛：浸。

［2］縻醢：縻，在此通糜，碎烂之意。醢（hǎi），古时用肉、鱼等制成的酱。《周礼·天官·醢人》郑玄注：“醢者必先膊干其肉，乃后莝之，杂以粱曲及盐，渍以美酒，涂置瓶中，百日则成矣。”

［3］贾：价值。

［4］汩：扰乱。

【解读】

兰草是一种芳香植物，古代作为佩戴物，士大夫尤其爱重，将其比喻为高尚的“君子”。故《左传》曰：“以兰有国香，人服媚之如是。”

晏子则举兰草为例，说明若浸渍以不同物质，可改易其性质，或破坏了芬芳，或使其价值更高，借此说明无论居处、交游，都必须谨慎，择善而从。其原因在于“汩常移质，习俗移性”，可见环境对人的影响是不容忽视的。

唐代孙思邈论养生，强调养性者“欲所习以成性”，其意相同。

【参阅】

《千金要方·养性序》：“夫养性者，欲所习以成性。性自为善，不习无不利也。性既自善，内外百病，皆悉不生，祸乱灾害亦无由作……仲长统曰：……昼则以醇酒淋其骨髓，夜则房室输其血气。耳听淫声，目乐邪色，宴内不出，游外不返……及至生产不时，字育太早，或童孺而擅气，或疾病而构精，精气薄弱，血脉不充，既出胞藏，养护无法，又蒸之以绵纩，烁之以五味，胎伤孩病而脆，未及坚强，复纵情欲，重重相生，病病相孕。国无良医，医无审术，奸佐其间，过谬常有。会有一疾，莫能自免。当今少百岁之人者，岂非所习不纯正也？”

【原文】

周谚曰：“田父可坐杀。晨出夜入，自以性之恒；啜菽茹藿，自以味之极；肌肉粗厚，筋节腃[1]急。一朝处以柔毛绨幕，荐以梁肉[2]兰橘，心痛[3]体烦，内热生病矣。商鲁之君与田父侔地，则亦不盈一时而惫矣。

（《列子·杨朱》）

【注释】

［1］膇：蜷，身体弯曲。

［2］粱肉：粱肉。

［3］痟（yuān）：忧郁。

【解读】

农夫宁死不愿急剧改变正常生活。虽然艰苦，却习以为常，难以一朝改易；若突然改变，则致生疾病。富贵之人如做农夫的事，同样不能适应。说明生活条件和环境的急剧变化会破坏“性之恒”，终因不适应而致病。

【原文】

失性有五：一曰五色乱目，使目不明；二曰五声乱耳，使耳不聪，三曰五臭[1]熏鼻，困惾[2]中颡；四曰五味浊口，使口厉爽[3]；五曰趣舍[4]滑[5]心，使性飞扬。此五者，皆生之害也……非吾所谓得也。夫得者困，可以为得乎？

（《庄子·天地》）

【注释】

［1］五臭：谓膻、熏、香、腥、腐。

［2］惾（zōng）：塞。

［3］厉爽：厉，病。爽，伤。厉爽，谓病伤滋味。

［4］趣舍：取舍。

［5］滑：乱。

【解读】

《老子》曾谓：“五色令人目盲，五音令人耳聋，五味令人口爽，驰骋畋猎令人心发狂。”《庄子》此说实是对《老子》之言的阐发。庄子认为，五色、五声、五臭、五味、趣舍等，人多以为有“得”，是一种享受。然而若因之而“失性”，心身受其困病，则岂可认为有得。

《庄子》的论说实谓过度的人欲，使之丧失天性，是为养生之害。

【参阅】

《列子·黄帝》注："禀生之质谓之性，得性之极谓之和。故应理处顺，则所适常通；任情背道，则遇物斯滞。"

【原文】

长梧封人[1]问子牢[2]曰："君为政焉勿卤莽[3]，治民焉勿灭裂[4]。昔予为禾，耕而卤莽之，则其实亦卤莽而报予；芸[5]而灭裂之，其实亦灭裂而报予。予来年变齐[6]，深其耕而熟耰[7]之，其禾繁以滋，予终年厌飧。"

庄子闻之曰："今人之治其形，理其心，多有似封人之所谓，遁其天，离其性，减其情，亡其神，以众为[8]。故卤莽其性者，欲恶之孽，为性萑苇蒹葭，始萌以扶吾形，寻擢吾性，并溃漏发，不择所出，漂疽[9]疥痈，内热溲膏是也。"

（《庄子·则阳》）

【注释】

[1] 长梧封人：长梧地方守封疆的人。

[2] 子牢：即琴牢，孔子弟子。

[3] 卤莽：即粗鲁，浅耕疏种。

[4] 灭裂：谓断其草。与"卤莽"合称"卤莽灭裂"。

[5] 芸：通"耘"，除草。

[6] 变齐：齐，通"剂"，原指调味品。变齐，引申为改变方法。

[7] 耰：锄。

[8] 以众为：谓无所不为。

[9] 漂疽：漂通"瘭"。漂疽即瘭疽。病名，多指指头化脓肿痛之病。

【解读】

长梧封人认为，为政治民，必须像耕种一样，不得卤莽灭裂，否则必获其报。

庄子由此而联想到许多人的"治形""理心"大成问题。其欲恶的生长，如芦苇蒹葭初萌，而后滋蔓一样，开始时尚可扶助形体，而后却损伤正性。

情欲的危害奔溃漏发，不择处所。精神既散，形气随亡，内外皆病。

【原文】

且夫声色、滋味、权势之于人，心不待学而乐之，体不待象[1]而安之。夫欲恶避就，固不待师，此人之性也。天下虽非我，孰能辞之……廉贪之实，非以迫外也，反监[2]之度。势为天子，而不以贵骄人；富有天下，而不以财戏人。计其患，虑其反，以为害于性，故辞而不受也，非以要名誉[3]也。

（《庄子·盗跖》）

【注释】

［1］象：想象。

［2］反监：反鉴。监，通"鉴"。照，审查。

［3］要誉：要，通"徼"，求取。《吕氏春秋·直谏》："要利之人。"要誉，求取名誉。

【解读】

庄子认为，声色、滋味、权势，对于心身的诱惑不必学习和想象，而是人性之所能，故人的贪婪或廉洁，并非迫于外因。

他还戒示，凡明智者不应该因为富贵而骄人、轻人。考虑到后果，因为有害于人性，所以对许多东西应该辞而不受，而不是为了求取名誉。

【原文】

生者，德之光也。性者，生之质也。性之动，谓之为。为之伪，谓之矣。

（《庄子·庚桑楚》）

【解读】

天地之大德曰生，故万物化生，有自然之性，是禀生之本质。故因本性而自动，是真“为”，而非“有为”。若因外物感动性之欲，则非真“为”，故曰“伪”。总之，庄子在于阐明由本性而动是合乎道的，因物欲而动，则背离了道。其养生之旨甚明。

按:《荀子·性恶》杨注曰:“伪，为也，矫也，矫其本性也。凡非天性，而人作为之者，皆谓之伪。故为字‘人’旁‘为’，亦会意字也。”

又《荀子·正名》:“心虑而能为之动，谓之伪；虑积焉而后成，谓之伪。”皆可移作《庄子·庚桑楚》的注解。

【原文】

夫天下之所尊者，富贵寿善也；所乐者，身安厚味美服好色音声也；所下者，贫贱夭恶也；所苦者，身不得安逸，口不得厚味，形不得美服，目不得好色，耳不得音声。若不得者，则大忧以惧，其为形也亦愚哉！

夫富者苦身疾作，多积财而不得尽用，其为形也亦外矣！

夫贵者夜以继日，思虑善否，其为形也亦疏[1]矣。人之生也，与忧俱生，寿者惛惛[2]，久忧不死，何之苦也！其为形也亦远矣。

（《庄子·至乐》）

【注释】

[1] 疏：疏忽的意思。

[2] 惛惛：亦作“惽惽”。糊涂，心中昏昧不明。

【解读】

庄子分析，天下有所尊、所乐、所下、所苦，若因为得不到富、贵、寿、善而大为忧惧，这是一种愚昧的表现，应该知道富贵者有自己的烦恼，长寿的人也十分忧苦。

庄子的认识是很客观和通达的，人们不能盲目羡慕、追求富贵和长寿，否则也是愚昧的行为。

【原文】

生之所以然者谓之性。性者和所生，精合感应，不事而自然谓之性。性之好恶、喜怒、哀乐谓之情……

（《荀子·正名》）

【解读】

《荀子·正名》解说性和情，认为“性”为生来所具，为和气所生，自然而然。故人的处事、情感若有违自然之道，伤及天性，性伤即致病。

【原文】

故欲过之而动不及，心止之也。心之所可中理，则欲虽多，奚伤于治？欲不及而动过之，心使之也。心之所可失理，则欲虽寡，奚止于乱？故治乱在于心之所可……

性者，天之就也；情者，性之质也；欲者，情之应也。以所欲为可得求之，情之所必不免也。以为可而道之，知所必出也。故虽为守门，欲不可去，性之具也。虽为天子，欲不可尽。欲虽不可尽，可以近尽也。欲虽不可去，求可节也。所欲虽不可尽，求者犹近尽；欲虽不可去，所求不得，虑者欲求也。

（《荀子·正名》）

【解读】

人的欲望有多有少。如果欲望虽多而能以理性制之，则其行为有节可无伤害；但若欲望虽少，而无理性，则其行为失当，必致伤乱。总之，其关键在于思想的节制。

荀子以理制欲的观点对于养心修身有重要意义。

【原文】

西门豹[1]之性急，故佩韦[2]以自缓；董安于[3]之心缓，故佩弦以

自急。故以有余补不足，以长续短，之谓明主。

（《韩非子·观行》）

【注释】

［1］西门豹：战国魏文侯时邺令。曾破除“河伯娶妻”的迷信，开凿水渠，引漳水灌溉，发展农业。

［2］韦：皮带。

［3］董安于：《韩非子》所载古人姓名。

【解读】

“以长续短”是“损有余、补不足”的一种方法。韦求软韧，故西门豹佩之；弦求紧急，故董安于佩之。二者皆欲借以自警，意在改善自己的性格缺陷。

后人遂称有益的规劝为“韦弦之益”。《旧唐书·李德裕传》：“置之座隅，用比韦弦之益；铭诸心腑，何啻药石之功。”

【原文】

不闻道者，何以去非性[1]哉？无以去非性，则欲未尝正矣。欲不正，以治身则夭，以治国则亡。故古之圣王，审顺其天而以行欲。故人之欲多者，其可得用亦多；人之欲少者，其得用亦少；无欲者不可得用也……今人得欲之道，不可不审矣。

（《吕氏春秋·为欲》）

【注释】

［1］非性：指其性违背自然天性。

【解读】

《吕氏春秋·为欲》主张顺天性而行欲。凡违反天性而行欲，属“非性”的不正之欲，其危害“治身则夭，治国则亡”。若顺乎天性，人多欲者，其享用也多；人若无欲，则无所得用。因而，《为欲》强调须令人得“欲之道”。

《吕氏春秋》肯定正当的欲而否定“非欲”，并提出“顺天行欲”，反对禁欲，这一观点是可取的。

晋代张湛注《列子》，“禀生之质谓之性……故应理处顺，则所适常通”，与《吕氏春秋》“顺天行欲”的意思有共通之处。

【原文】

事随心，心随欲。欲无度者其心无度。心无度者，则其所为不可知矣。

（《吕氏春秋·观表》）

性也者，所受于天也，非择取而为之也。

（《吕氏春秋·诚廉》）

治欲者不于欲，于性。性者，万物之本也，不可长，不可短，因其固然而然之，此天地之数也……君子审在己者而已矣。

（《吕氏春秋·贵当》）

【解读】

《吕氏春秋》认为，凡人处事，嗜欲无穷，主要是由其思想决定的，而出于本性的欲是属于自然的。因此，要处理好“欲”的问题，必须先明白“性”的道理，即“欲”应该适度“贵当”，必须顺于自然，所谓“不可长，不可短，因其固然而然之”。如能审察自己的情况而做到这样，则《素问·汤液醪醴论》中“嗜欲无穷，而忧患不止，精气弛坏，营泣卫除，故神去之而病不愈也”的情况就可以避免。

【原文】

耳之情欲声，心不乐，五音在前弗听。

目之情欲色，心弗乐，五色在前弗视。

鼻之情欲芬香，心弗乐，芬香在前弗嗅。

口之情欲滋味，心弗乐，五味在前弗食。

欲之者，耳目鼻口也；乐之弗乐者，心也。心必和平然后乐，心必乐然后耳目鼻口有以欲之，故乐之务在于和心，和心在于行适。

（《吕氏春秋·适音》）

【解读】

《吕氏春秋》认为，耳、目、鼻、口等感觉器官，对于声色芳香、滋味诸欲，实取决于其“心”。若心不和平则不乐，心不乐则无耳目鼻口之欲，故关键在于“和心”。但在论述“和心”的同时，古人又提出“行适”，说明唯有行为适度才能达到心地和平。

【原文】

今夫儒者[1]，不本其所以欲，而禁其所欲；不原其所以乐，而闭其所乐。是犹决江河之源而障之以手也。

夫牧民者[2]，犹畜禽兽也，不塞其囿垣，使有野心，系绊其足，以禁其动，而欲修生寿终，岂可得乎！

夫颜回[3]、季路[4]、子夏[5]、冉伯牛[6]，孔子之通学也，然颜渊夭死，季路菹于卫，子夏失明，冉伯牛为厉。此皆迫性拂情，而不得其和也。

故子夏见曾子[7]，一臞一肥。曾子问其故，曰："出见富贵之乐而欲之，入见先王之道又说之。两者心战，故臞；先王之道胜，故肥。"推其志，非能贪富贵之位，不便侈靡之乐，直宜迫性闭欲，以义自防也。虽情心郁殪[8]，形性屈竭，犹不得已自强也。故莫能终其天年。

若夫至人，量腹而食，度形而衣，容身而游，适情而行，余天下而不贪，委万物而不利。处大廓之宇，游无极之野，登太皇[9]，冯太一，玩天地于掌握之中，夫岂为贫富肥臞哉？故儒者非能使人弗欲，而能止之；非能使人勿乐，而能禁之……故以汤止沸，沸乃不止。诚知其本，则去火而已矣。

（《淮南子·精神训》）

【注释】

［1］今夫儒者：指汉初的儒者。

［2］牧民者：统治百姓的人。

［3］颜回：孔子学生颜渊，名回。早卒，故下文曰“颜渊夭死”。

［4］季路：孔子学生子路，名由，字季路。直爽而勇。孔子任鲁国司寇时，为季孙氏宰（家臣）。后任卫大夫孔俚的宰。在贵族内讧中被杀。故下文曰“季路菹于卫”。

［5］子夏：孔子学生，卜氏，名商。为莒父宰。孔子死后，至魏国西河讲学。魏文侯尊以为师。相传《诗》《春秋》等儒家经典著作由子夏传授而传于后世。

［6］冉伯牛：孔子学生，冉氏，名耕，以德行著称，患疠而亡。

［7］曾子：孔子学生，名参，字子舆，以孝著称，相传著《大学》。

［8］郁殪：《后汉书·光武纪上》李贤注：“殪，仆也。或作噎。”《辞海》：郁抑亦作“郁噎”，故“郁殪”意即“郁抑”。

［9］太皇：指天的最高处。“皇天”，古人对天的尊称。

【解读】

《淮南子》指出，当时的儒者不懂得“原心反本”，而徒务禁欲止乐，迫性违情，只能使人心身不和。即使像古时孔子的学生，迫性闭欲，两心交战，久处于矛盾之中，甚而不得终其天年。说明儒者禁欲闭乐，与道家养生的“原心反本”，实大有不同。

“以汤止沸”之喻在《吕氏春秋》也有记载，后世成为“扬汤止沸”成语。《三国演义》云：“扬汤止沸，不如去腥；溃痈虽痛，胜于养毒。”

【参阅】

《吕氏春秋·尽数》：“夫以汤止沸，沸愈不止，去其火则止矣。故巫医毒药，逐除治之，故古之人贱之也，为其末也。”

【原文】

人生而静，天之性也。感而后动，性之害也。物至而神应，知[1]之动也。知与物接，而好憎生焉。好憎成形，而知诱于外，不能反己，而天理[2]灭矣。故达于道者，不以人易天，外与物化，而内不失其情。

（《淮南子·原道训》）

【注释】

[1] 知：智，心智。

[2] 天理：有理、天道、自然规律等多种理解，在此指自然的天性。

【解读】

《原道训》认为人的本性本“静”，由于外界事物的影响而被感动，甚至为其所伤害。这是由于心智与外物相接，为外物所惑而发生爱憎情欲。如果不能返还自己所本有的宁静状态，则实是天性的丧失。因而，凡通达道理的人不以人的因素改变自然，既能与外界事物相融合，又保持自己宁静的天性。

【原文】

故至人之治也，心与神处，形与性调，静而体德，动而理通。随自然之性，而缘不得已之化。

（《淮南子·本经训》）

【解读】

《淮南子》所说的“至人之治”，在于治“心”与治“形”，认为要达到“神处”和“性调”。其所谓“神处”，即精神内守，而不散越于外；所谓“性调”，即形体的活动当合乎其性。总之，其所强调的是心神“静”而形体“动”，必须随从“自然之性”而不强为。

【原文】

欲知天道，察其数；欲知地道，察其树；欲知人道，从其欲。勿

惊勿骇，万物将自理；勿挠勿撄，万物将自清……福生于无为，患生于多欲。

（《淮南子·缪称训》）

【解读】

《淮南子》在此虽说“天道”“地道”和“人道”，但主要在于知“人道”。认为知人道者应该避免受到惊骇，不为外物所扰乱，以保持心身的清静，并提出“无为”则多福，“多欲”则生患。这对于养生而言，有重要的意义。

【原文】

凡人之性，心和欲得则乐，乐斯动，动斯蹈，蹈斯荡，荡斯歌，歌斯舞……人之性，心有忧丧则悲，悲则哀，哀斯愤，愤斯怒，怒斯动，动则手足不静。人之性，有侵犯则怒，怒则血充，血充则气激，气激则发怒，发怒则有所释憾矣。

（《淮南子·本经训》）

【解读】

《淮南子》论“性”，认为人由于“心和欲得”，快乐而动作歌舞，因于忧丧而悲哀忿怒，或者受到侵犯而发怒，并因之而气血充激。这些都属于自然之本性。实属于正常的生理活动。

【原文】

人之性无邪，久湛[1]于俗则易，易而忘本，合于若性。故日月欲明，浮云盖之，河水欲清，沙石濊[2]之；人性欲平，嗜欲害之。惟圣人能遗物而反己。

夫乘舟而惑者，不知东西，见斗极[3]则寤矣。夫性，亦人之斗极也。有以自见也，则不失物之性；无以自见，则动而惑营[4]……

夫纵欲而失性，动未尝正也。以治身则危，以治国则乱，以入军则

破。是故不闻道者无以反性……是故凡将举事，必先平意清神，神清意平，物乃可正。

（《淮南子·齐俗训》）

【注释】

［1］湛：沉浸。

［2］濊：通“秽”。

［3］斗极：北斗星。

［4］惑营：或作“营惑”，迷惑、迷乱。

【解读】

《淮南子》这段文字，旨在说明人性无邪，因纵欲而失性。平意清神，可遗物反性。

【原文】

心有忧者，筐床衽席弗能安也；菰饭犓牛[1]勿能甘也；琴瑟鸣筝弗能乐也。患解忧除，然后食甘寝宁，居安游乐……今务益性之所不能乐，而以害性之所以乐，故虽富有天下，贵为天子，而不免为哀之人。

凡人之性，乐恬而憎悯，乐佚而憎劳。心常无欲，可谓恬矣；形常无事，可谓佚矣。游心于恬，舍形于佚，以俟天命。自乐于内，无急于外，虽天下之大，不足以易其一概[2]。日月廋[3]而无溉[4]于志，故虽贱如贵，虽贫如富。

（《淮南子·诠言训》）

【注释】

［1］犓（chú）牛：以铡碎的草料喂养的牛。此指肥美的牛肉。《文选·枚乘七发》：“犓牛之腴，菜以笋蒲。”

［2］概：漆尊，酒器。《周礼·春官·鬯》：“凡祼事用概。”

［3］廋（sōu）：隐匿。

［4］溉：灌涤。枚乘《七发》：“澡概胸中，洒练五脏。”

【解读】

凡心怀忧患的人，寝食难安，闻乐不乐。唯有在忧患解除之后，才能觉得安乐。倘或忧患益增，损害安乐，虽为富贵之人，也未免可哀。

凡人的性情，多喜欢恬愉安佚。故能够心常无欲，身常无事，内心感到满足快乐，而不孜孜汲汲追求外物。这样，虽然贫贱，但也如同富足者了。

《诠言训》的论述，讲的是恬憺安佚、知足常乐的道理。

【原文】

水之性真清，而土汩[1]之；人性安静，而嗜欲乱之。夫人之所受于天者，耳目之于声色也，口鼻之于芳臭也，肌肤之于寒燠也，其情一也。或通于神明，或不免于痴狂者，何也？其所为制者异也。是故神者智之渊也，渊清则智明矣。智者心之府也，智公[2]则心平矣。

神清者嗜欲弗能乱。今盆水在庭，清之终日，未能见眉睫，浊之不过一挠，而不能察方员[3]。人神易浊而难清，犹盆水之类也。况一世而挠滑[4]之，曷[5]得须臾[6]平乎？

（《淮南子·俶真训》）

【注释】

［1］汩：扰乱。

［2］智公：谓智出于公。

［3］方员：即方圆。

［4］挠滑（gǔ）：扰乱，惑乱。

［5］曷：岂，难道。

［6］须臾：片刻。

【解读】

《淮南子》认为，人性本安静，因嗜欲所扰乱。嗜欲乱人，则心神易浊难清。如声色、芳香、寒温等，为耳目、口鼻、肌肤之欲，是人的本性，出于自然，人皆无异。如果有所节制，则心平神清，倘或无所节制，未免嗜欲如狂，其关键总在于心智之能自制与否。

古人又常以水、镜比喻识见清明，能解人疑惑。古代医家也如是。《灵枢·外揣》曰："岐伯曰：日与月焉，水与镜焉，鼓与响焉。夫日月之明，不失其影，水镜之察，不失其形，鼓响之应，不后其声，动摇则应和，尽得其情。黄帝曰：窘乎哉！昭昭之明不可蔽，其不可蔽，不失阴阳也。合而察之，切而验之，见而得之，若清水明镜之不失其形也……故远者司外揣内，近者司内揣外。"从而说明"司内揣外""司外揣内"的藏象学说，如"水镜之察，不失其形"。

【参阅】

《淮南子·说林训》："水静则平，平则清，清则见物之形，弗能匿也。故可以为正。"

《淮南子·俶真训》："人莫鉴于流沫，而鉴于止水者，以其静也；莫窥形于生铁，而窥于明镜者，以睹其易也。夫唯易且静，形物之性也。由此观之，用也必假之于弗用也。是故虚室生白，吉祥止也。"

【原文】

省事之本，在于节欲；节欲之本，在于反性[1]；反性之本，在于去载[2]。去载则虚，虚则平。平者，道之素[3]也；虚者，道之舍也。

（《淮南子·诠言训》）

【注释】

［1］性：人的自然质性。《孟子·告子》："生之谓性。"《庄子·庚桑楚》："性者，生之质也。"

［2］载：载负。

［3］素：本。

【解读】

去除心神的负载，反回人性的本来，就能做到节欲省事。因为去负载则心虚神平，虚而平则得乎道。

【原文】

治欲[1]者不以欲，以性[2]；治性者不以性，以德[3]；治德者不以德，以道[4]。

（《淮南子·齐俗训》）

【注释】

［1］欲：欲望，欲念。

［2］性：指人的本性。

［3］德：德行。

［4］道：法则，规律。

【解读】

人欲横流，不仅害及自身，而且危及社会。因而古代道家主张“治欲”。然而，治欲必须从根本考虑，故又提出，对于欲望应看其是否合乎人的本性；治理人性，当视其是否合乎道德；治道德，又必须视其是否合乎自然和社会的规律法则。总之，必须治欲以道，这是符合道家一贯思想的。

【原文】

君子行正气，小人行邪气。内便于性，外合于义，循理而动，不系于物者，正气也。重于滋味，淫于声色，发于喜怒，不顾后患者，邪气也。邪与正相伤，欲与性相害，不可两立，一置一废。故圣人损欲而从事于性。

（《淮南子·诠言训》）

且夫邪之与正，犹水与火不同原，不得并盛。正性胜，则遂重己，不忍亏也……邪性胜，则忸怵[1]而不忍舍也……积恶习之所致也。夫积恶习非久，则死亡非一也。

（《潜夫论·慎微》）

【注释】

[1] 忸怵：厚颜被惑而动心的样子。《书·五子之歌》："颜厚有忸怩。"《汉书·食货志下》颜师古注："怵，诱也，动心于奸邪也。"

【解读】

《淮南子》认为，人的"正气"和"邪气"即"性"与"欲"。正与邪，性与欲，不相两立。故主张损欲从性。

王符《潜夫论》又认为，性有"正性"和"邪性"，人应该爱重自己的"正性"而克服"邪性"。

"性"，除了先天所获得的禀性之外，还有后天所成的习性。"积习成性"，积善习可成正性，积恶习则成邪性。故唐孙思邈论"养性"，强调所谓养性者，必须"习以成性"。

【参阅】

《千金要方·养性序第一》："夫养性者。欲所习以成性，性自为善，不习无不利也。性既自善，内外百病皆悉不生，祸乱灾害亦无由作，此养性之大经也。"

【原文】

目好色，耳好声，口好味，接而说[1]之，不知利害，嗜欲也。食之不宁于体，听之不合于道，视之不便于性。三官[2]交争，以义为制者，心也。

割痤疽，非不痛也，饮毒药，非不苦也，然而为之者，便于身也。渴而饮水，非不快也，饥而大飧，非不澹[3]也，然而弗为者，害于性也。此四者，耳、目、鼻、口不知所取去，必为之制，各得其所。由是观之，欲之不可胜，明矣。

凡治身养性，节寝处，适饮食，和喜怒，便动静，使在己者得，而邪气因而不生，岂若忧瘕疵之与痤疽之发，而豫备之哉！

（《淮南子·诠言训》）

【注释】

［1］说：通“悦”。

［2］三官：指口、耳、目。

［3］澹：通“赡”，供给。

【解读】

《淮南子》在此，论述了嗜欲与性的问题，强调以“心”制欲。凡“害于性”者则不为，并提出了“治身养性”诸方面，以预防病邪侵害。

【原文】

凡人之性，少则猖狂，壮则暴强，老则好利。一人之身既数变矣。

（《淮南子·诠言训》）

【解读】

《论语·季氏》：“孔子曰：君子有三戒：少之时，血气未定，戒之在色；及其壮也，血气方刚，戒之在斗；及其老也，血气既衰，戒之在得。”

《淮南子》所说的人之性，少则猖狂，壮则暴强，老则好利，实从孔子之说而来。

凡人性格的变化，往往随着年龄的增长而发生。孔子和淮南子所说的三阶段情况，只是述其大概，而并非绝对如此。但如果明白此情，也可引以为鉴。

【原文】

阴阳之气在上天，亦在人。在人者为好恶喜怒，在天者为暖清寒暑。出入上下，左右前后，平行而不止，未尝有所稽留滞郁也，其在人者，亦宜行而无留，若四时之条条然[1]也。

夫喜怒哀乐之止动也，此天之所为人性命者，临其时而欲发。其应，亦天应也，与暖清寒暑之至其时而欲发无异……在人者亦天也，奈何其久留天气，使之郁滞，不得以其正[2]周行也。

人有喜怒哀乐，犹天之有春夏秋冬也，喜怒哀乐之至其时而欲发也，若春夏秋冬之至其时而欲出也，皆天气之然也。其宜直行而无郁滞，一也。

（《春秋繁露·如天之为》）

【注释】

［1］条条然：形容通畅、条达。

［2］正：正常。

【解读】

董仲舒认为喜怒哀乐等情志的发生，犹如春夏秋冬暖清寒暑之气发于自然，而不可郁滞，郁滞则为患。

《素问·六元正纪大论》论天地五运之气郁极而发，则产生一系列自然灾害。若人之情志抑郁，则产生郁证，常见的是肝气郁结。气郁又可导致热郁、血郁、痰郁、湿郁、食郁等，统称“六郁”，朱丹溪制六郁汤及越鞠丸治之。

【参阅】

《素问·六元正纪大论》：“有怫之应，而后报也。皆观其极，而乃发也……水发而雹雪，土发而飘骤，木发而毁折，金发而清明，火发而曛昧。”

又：“五运之气……郁极乃发，待时而作……土郁之发，岩谷震惊，雷殷气交，埃昏黄黑，化为白气，飘骤高深，击石飞空，洪水乃从，川流漫衍，田牧土驹……”

“金郁之发，天洁地明，风清气切，大凉乃举，草树浮烟，燥气以行，霿雾数起，杀气来至，草木苍干，金乃有声……”

“水郁之发，阳气乃避，阴气暴举，大寒乃至，川泽严凝，寒氛结为霜雪，甚则黄黑昏翳，流行气交，乃为霜杀，水乃见祥……”

“木郁之发，太虚埃昏，云物以扰，大风乃至，屋发折木，木有变……”

“火郁之发，太虚肿翳，大明不彰，炎火行，大暑至，山泽燔燎，材木流津，广厦腾烟，土浮霜卤，止水乃减，蔓草焦黄，风行惑言，湿化乃后……”

【原文】

外物之动性，若神之不守也，积习渐靡[1]。物之微者也，其入人不知，习忘乃为常然若性，不可不察也……是故至诚[2]遗物而不与变，躬[3]宽无争，而不以与俗推，众强弗能入。蜩[4]蜕浊秽之中，含得命施[5]之理，与万物迁徙[6]而不自失者，圣人之心也。

（《春秋繁露·天道施》）

【注释】

［1］靡：通“糜”。靡散，分散。

［2］至诚：唐李翱将“诚”视为“圣人之性”，是至静至灵，寂然不动的心（精神）。其意与此“至诚”合。

［3］躬：体，引申为自身。

［4］蜩（tiāo）：蝉。

［5］施：延续。

［6］迁徙：变易。《史记·李斯列传》：“盖闻圣人迁徙无常，就变而从时。”

【解读】

《内经》强调“精神内守”，“独立守神”。《春秋繁露》认为，外物动“性”，积习为常，可使精神靡散失守。此为养生之忌。故董仲舒告诫必须审察自“性”，应保护原有的心性，不使受到外界不良事物的影响。这好比蝉蜕于污泥之中，而生命依然延续，故圣人虽与万物同变化，而其天性不失。

至于“积习”的问题，有恶习，有好习。《春秋繁露》所说的是恶习，故告诫不可习以成性。唐代孙思邈《千金要方·养性序》则认为

"养性"当习善，他说："夫养性者，欲所习以成性。性自为善，不习无不利也。性既自善，内外百病，皆悉不生，祸乱灾害亦无由作，此养性之大经也。"

【原文】

亦有三性：有正，有随，有遭。正者，禀五常[1]之性也；随者，随父母之性；遭者，遭得恶物象之故也……

《月令》曰："是月也，雷将发声，有不戒其容者，生子不备，必有大凶[2]。"喑聋跛盲，气遭胎伤，故受性狂悖……在母身时遭受此性，丹朱[3]、商均[4]之类是也。

性命在本，故《礼》有胎教之法[5]：子在身时，席不正不坐，割不正不食，非正色目不视，非正声耳不听。及长，置以贤师良傅，教君臣父子之道，贤不肖在此时矣。

受气时，母不谨慎，心妄虑邪，则子长大，狂悖不善，形体丑恶。素女对黄帝陈御女之法[6]，非徒伤父母之身，乃又贼男女之性。

（《论衡·命义篇》）

【注释】

[1]五常：即金、木、水、火、土五行。《礼记·乐记》："道五常之行。"郑玄注："五常，五行也。"

[2]《月令》:《礼记·月令》作"仲春之月……是月也……雷将发声，有不戒其容止者，生子不备，必有凶灾"。

[3]丹朱：古陶唐氏，尧子，不肖，惟好漫游，尧曰"终不以天下之病而利一人"，遂禅位于舜。

[4]商均：古有虞氏，舜子，不肖，故舜禅位于禹。

[5]《礼》有胎教之法：古人认为胎儿能受母体的感化，故孕妇必须谨守礼仪，给胎儿以良好影响，称为胎教。《大戴礼记·保傅》："古者胎教，王后腹之七日，而就宴室。"

［6］素女对黄帝陈御女之法：《隋书·经籍志》着录有《素女秘道经》《素女方》。《医心方》载《素女经》，有黄帝问素女“阴阳交接节度”。又《千金要方·房中补益》有同类内容。

【解读】

王充认为，人性有正性、随性和遭性三种。其中“遭”为恶劣的外物所导致。《论衡》举《月令》打雷时得胎，胎伤生子多罹先天疾病为例，说明《礼》重胎教的重要意义。

胎教之说早见于《大戴礼记》，世称“文王胎教”。后在历代胎产医学古籍中多有记述发挥。

【参阅】

《素问·奇病论》：“岐伯曰：病名为胎病，此得之在母腹中时，其母有所大惊，气上而不下，精气并居，故令子发为癫疾也。”

《千金要方·妇人方·养胎》：“旧曰：受胎三月，逐物变化，禀质未定。故妊娠三月，欲得观犀象猛兽，珠玉宝物；欲得见贤人君子、盛德大师；观礼乐钟鼓、俎豆、军旅陈设；焚烧名香，口诵诗书，古今箴诫；居处简静；割不正不食，席不正不坐；弹琴瑟，调心神，和性情，节嗜欲。庶事清净，生子皆良，长寿忠孝，仁义聪惠，无疾。斯盖文王胎教者也。”

【原文】

人禀元气于天，各受寿夭之命。

（《论衡·无形篇》）

禀得坚强之性，则气渥[1]厚而体坚强，坚强则寿命长，寿命长则不夭死。禀性软弱者，气少泊而性羸窳[2]，羸窳则寿命短，短则蚤[3]死。

（《论衡·命义篇》）

人恒服药固寿，能增加本性，益其身年也。

（《论衡·无形篇》）

【注释】

[1] 渥：浓厚。

[2] 羸窳：羸弱。

[3] 蚤：通“早”。

【解读】

王充强调强弱夭寿的先天因素，但也肯定常服药物能增强元气，有益年寿。

三、修　身

修身，谓修养身心，以提高品德，是我国古代人文文化的一个重要课题。《礼记·大学》云：“以修身为本。”

在经子古籍中，有许多修身养心的内容，千百年来，对国人的精神面貌影响甚大。

《周易》云：“不远之复，以修身也。”（《复·象》）又说：“君子以反身修德”。（《蹇·象》）其皆具有修身的要求。《尚书》也说：“慎厥身修，思永。”又提出要有“好生之德”。

“日新”“惟新”的思想，在夏、商、周三代早已提倡。在《周易》《尚书》和汤之盘铭中，皆有明确记载。

《尚书》还告诫“收放心”。后来《孟子》继之，强调“学问之道无他，求其放心而已矣”。这也是对自身的一种修养。

《尚书》所说“有容德乃大”。这种宽容广纳的思想，至今为人们书诸座右。此外，还有“玩人丧德，玩物丧志……不作无益害有益”“惟日孜孜，无敢逸豫”“习与性成”“自作孽，不可逭”等，无不为修身的重要格言。

《礼记》提出“以修身为本，其本乱而末治者否矣”。除“先修其身”的教导外，并有“修身在正其心”“诚其意”，“德润身”“无淫视，无怠荒”“欲不可纵”等要求。

《老子》也有不少修身的要言，如“修之身，其德乃真”，还提出

“见素抱朴，少思寡欲”“清净”“知足”“常善救人”“和光同尘”等。

《庄子》要求“平气，顺心”。

《庄子》云：“人有修者，乃今有恒。”将“恒”作为修养的一个重要方面。又认为“精诚”即“真”，强调“法天贵真”。

《列子》也说“谨修而身，慎守其真”，反对“不修身而求之人”。

《管子》有“长心，长德，此为身也”之说，也是修身之意。

《论语》提出的“九思”，是对修身的具体要求。孔子“思无邪”，虽是对《诗》的评语，但实为后人提出了修身养心的重要原则。“人而无恒，不可以作巫医”，其说对业医者具有针对性。此外，孔子提出色、斗、得为“君子三戒”，有云：“饭疏食饮水，曲肱而枕之，乐亦在其中矣。”这些都是儒家修养的重要内容。

《孟子》重“志”“气”，提出“我善养吾浩然之气”的名言。

《墨子》提倡的“兼爱”和“俭节”，也是修身的重要内容。

《荀子》有《修身》篇，认为修“善”在自身，食饮、衣服、居处、动静“由礼”；“养心莫善于诚”。

《韩非子》解《老子》“修之身，其德乃真”，以为“治身而外物不能乱其精神”。主张“防邪辟而近中正”，“神不淫于外”。

《吕氏春秋》指出：“凡事之本，必先治身。”其认为“染不可不慎”，要求“节己”“行适”，以止“贪污之心”。

《淮南子》也说：“能修其身者，不忘其心。”并述说《尧戒》勿“轻小害，易微事”。

《春秋繁露》主张“内修其本，而不外饰其末”。又云：“仁者爱其类。”

《盐铁论》说：“欲影正者端其表。”批评“为医既拙而又多求谢”的不正之风。

《潜夫论》以为邪与正犹水与火，主张“常慎其微”。

凡此等等，足见修身养心是中华民族的一种美德，不仅有益于自身，而且对齐家治国均有重要的正面效应。

【原文】

天地之大德[1]曰生。

（《周易·易辞下》）

好生之德，恰于民心。

（《尚书·大禹谟》）

【注释】

［1］大德：盛大的功德。

【解读】

中国古代的哲人认为，万物由天地精气化生。天地还保障着生长发育，繁衍不尽，生生不息，故《周易·系辞》说："天地之大德曰生。"同时还有"生生之谓易"的说法。

古人强调法天则地，效天地之大德以成己德，故特别注重于"生"，即所谓"好生之德"。

《尚书·大禹谟》曰："好生之德，恰于民心。"故作为政治家，尤其在"春生"之月，有一系列有利于生态的行政措施。如《吕氏春秋》记载，在孟春之月"命祀山林川泽，牺牲无用牝，禁止伐木；无覆巢，无杀孩虫、胎夭、飞鸟，无麛无卵"；在仲春月，"安萌芽，养幼小，存诸孤"；在季春之月"命有司，发仓窌，赐贫穷，振乏绝"。凡此等等，无不体现了其对生生之德的重视。张介宾《大宝论》说："《系辞》曰'天地之大德曰生'，此切重生生之本也。"

后人将天地生人、生物称为"大生"。医家所著作有关产育方面的医书名为"大生"，如《大生要旨》《大生方论》等。

清祝以宁《大生方论·序》曰："'天地之大德曰生'，天地之生惟大德。凡人之有生德者，即与天地合……人与天地合其生德者，乃心也。"说明人的思想是树立"生德"的决定因素。

【参阅】

祝以宁《大生方论·序》:“夫生人生物者，天地也，故曰天地之大德曰生。天地之生惟大德……窃尝阅世，而知凡人之有生德者，即与天地合……余则谓人与天地合其生德者，乃心也。即岐黄家亦岂不以心为五脏六腑之君乎？复见天地之心，正在生生之心；天地生生之心，正为大生之德。而先儒言心如谷种，言生生也；释氏亦谓万物生于心；道家谓‘众妙之门’在‘谷神不死’。由斯以观，此心之中，冲然湛然，总是生机生理。”

【原文】

刚健笃实，辉光日新。

（《周易·大畜·彖》）

日新之谓盛德。

（《周易·系辞上》）

【解读】

“日新”是中华民族自古相传的优秀文化思想。早在商代已有文字记载。《尚书·商书》说:“德日新，万邦惟怀。”《礼记·大学》记载:“汤之盘铭曰:‘苟日新，日日新，又日新’”。

犹如天行不息，日日更新。自古以来，将“日新”视为美德，如《周易·系辞上》所说:“日新之谓盛德。”

在此，《周易·大畜·彖》又具体指出:“刚健笃实，辉光日新。”说明要取得“日新”，必须有坚强的意志和笃实的行动。犹如《周易·乾·象》所说:“天行健，君子以自强不息。”

“日新”的美德如能不断传承，不仅是个人的成功之路，而且更是家国的希望。

《吕氏春秋》则将“日新”之说，联系到健康医学问题，如《先己》篇说:“凡事之本，必先治身，啬其大宝，用其新，弃其陈，腠理遂通，精气日新，邪气尽去，及其天年。”

【原文】

旧染污[1]俗，咸与惟[2]新。

（《尚书·夏书·胤征》）

人惟求旧，器非求旧，惟新。

（《尚书·商书·盘庚上》）

【注释】

［1］惟：是，为。与“维”通，亦作语助。

【解读】

《诗·大雅·文王》：“周虽旧邦，其命维新。”后称变旧法而更新为“维新”。

周代的“维新”思想，与夏、商书所载的“惟新”是一脉相承的。“惟新”思想，是中华文明传承和持续发展的重要动力和保障。以中医学而言，自古及今，一脉相承，但又不断创新，因而历千载而不衰。

唐代孙思邈《千金翼方·伤寒》记载了张仲景《伤寒论》的方证内容，冀其普及于世，以改变当时“江南诸师秘仲景方不传”的局面。同时还强调“方虽是旧，弘之惟新”，希望人们能灵活运用，发扬创新。孙氏所说的“弘之惟新”，显然是秉承了《诗经》和《尚书》所传“惟新”的优秀思想。

【原文】

惟新厥[1]德，终始惟[2]一，时乃日新。

（《尚书·商书·咸有一德》）

德日新，万邦[3]惟怀；志自满，九族[4]乃离。

（《尚书·商书·仲虺之诰》）

【注释】

［1］厥：其。

［2］惟：为。

［3］万邦：指各方诸侯。

［4］九族：指本身以上的父、祖、曾祖、高祖，以下的子、孙、曾孙、玄孙。或以父族四、母族三、妻族二为九族。

【解读】

《周易》有“日新”之说，实继承《商书》。

《商书》要求“德日新”，而反对“志自满”。不仅是对执政者的希望，也是所有人的箴言。

又《礼记》载，汤之盘铭“苟日新，日日新，又日新”，亦出于商代，当与《商书》共读。

【原文】

有容，德乃大。

（《尚书·周书·君陈》）

【解读】

《尚书·周书》记载：“周公既没，命君陈分正东郊成周，作《君陈》。”

“有容，德乃大”，出于《君陈》篇中。当时虽然针对统治者而言，但事实上不受时空、人类所限，流传至今，成了一句人们熟悉的名言。

现今人们谈论学术，也往往说“有容德乃大”。当然不是指无原则的兼收并蓄或生搬硬套，而必须将其融会贯通。

【原文】

骄淫矜侉[1]，将由恶终。虽收放心[2]，闲[3]之惟艰。资富[4]能训[5]，惟以永年。惟德惟义，时乃大训。

（《尚书·周书·毕命》）

【注释】

[1] 矜侉：通“矜夸”，夸耀。

[2] 放心：放纵恣肆的心。

[3] 闲：阻止、约束、防制。

[4] 资富：资财、资储。

[5] 训：顺理。《法言·问神》：“事得其序之谓训。”李轨注：“训，顺其理也。”

【解读】

康王命作册毕，分局里，成周郊，作《毕命》。《毕命》告诫，不能因富贵而骄奢淫逸，夸耀自炫，而必须不忘“德”与“义”，凡事顺其理，然后能“永年”。

“放心”，在这里意为放纵恣肆的心。而《孟子·告子知》说“学问之道无他，求其放心而已矣”，则是指迷失的善心。二者有共通处。足见古人在讲修身、论道德的时候，十分重视“收放心”，以求归本返真。

医家受此思想影响，将其与养生联系，也要求人们为了健康而“收放心”。如元代朱震亨《格致余论·阳有余阴不足论》说：“主闭藏者肾也，司疏泄者肝也，二脏皆有相火，而其系上属于心。心，君火也，为物所感则易动。心动则相火亦动，动则精自走，相火翕然而起，虽不交会，亦暗流而疏泄矣。所以圣贤只是教人收心养心。”在此所说的“收心”，即古人所说的“收放心”。

朱震亨是著名理学家许谦高弟，受当时朱熹等理学思想的影响，强调唯有“人人听命于道心”，才能使相火动而中节，有裨与生生不息。

【参阅】

《格致余论·相火论》：“肝肾之阴，悉具相火……火与元气不两立，一胜则一负。相火易起，五性厥阳之火相扇，则妄动矣。火起于妄，变化莫测，无时不有，煎熬真阴，阴虚则病，阴绝则死……朱子曰：‘必使道心常为一身之主，而人心每听命焉。’此善处乎火者。人心听命乎道心，而又能主之以静。彼五火之动皆中节，相火惟有裨补造化，以为生生不息之运用耳，何贼之有？”

【原文】

罪疑惟轻，功疑惟重。与其杀不辜，宁失不经。好生之德[1]，恰于民心。

（《尚书·虞书·大禹谟》）

【注释】

［1］好生之德：爱惜生灵，不事杀戮的品德。

【解读】

上古时，禹成功业之后，舜作《大禹谟》。《大禹谟》中记述皋陶的训话，其意思是：遣罪的疑惑其后果犹轻，而处罪的疑惑后果则重。所以与其错杀无辜，毋宁不循常例。这种好生的德行实恰合于民心。

【参阅】

明代汪机《石山医案·营卫论》：“盖血药属阴而柔，气药属阳而刚。苟或认病不真，宁可药用柔和，不可过于刚烈也。《书》曰：‘罪疑惟轻，功疑惟重。’《本草纲目·序例上》曰‘方与其重也，宁轻；与其毒也，宁善；与其大也，宁小’之意，正相合也。”

【原文】

人之有技，若己有之；人之彦圣[1]，其心好之，不啻若自其口出，是能容之。以保我子孙黎民，亦职[2]有利哉！

人之有技，冒疾[3]以恶之；人之彦圣而违之，俾不逮，是不能容，以不能保我子孙黎民，亦曰殆哉！

（《尚书·周书·秦誓》）

【注释】

［1］彦圣：彦，古时对“士”的美称。《书·太甲上》：“穿求俊彦。”

《尔雅·释训》："美女为媛，美士为彦。"圣，古称有特高技术、学问的人，如书圣、棋圣、医圣、诗圣等。

［2］职：指执掌、主管者。蔡沈集传："职，主也。"

［3］冒疾：同"媢嫉"。嫉妒。

【解读】

《周书·君陈》曰："有容德乃大。"秦穆公伐郑，还归作《秦誓》。《秦誓》中又说到"能容"的问题，告诫人们对于技术高明的人必须尊敬，不可嫉妒，这于己于人都有好处，故"能容"之论具有重要的教育意义。常言"文人相轻""同行相妒"，其对业医者而言，更必须引以为戒。

【参阅】

《千金要方·大医精诚》："张湛曰：夫经方之难精，由来尚矣……今以至精至微之事，求之于至粗至浅之思，其不殆哉……世有愚者，读方三年，便谓天下无病可治；及治病三年，乃知天下无方可用。故学者必须博极医源，精勤不倦，不得道听途说，而言医道已了，深自误哉……道说是非，议论人物，炫耀声名，訾毁诸医，自矜己德，偶然治瘥一病，则昂头戴面，而有自许之貌，谓天下无双，此医人之膏肓也。"

《千金要方·治病略例》："古来医人，皆相嫉害。扁鹊为秦太医令李醯所害，即其实也。一医处方，不得使别医和合，脱或私加毒药，令人增疾，渐以致困。如此者非一，特须慎之，宁可不服其药，以任天真，不得使愚医相嫉，贼人性命，甚可哀伤！"

【原文】

玩人丧德，玩物丧志。志以道宁，言以道接。不作无益害有益，功乃成。

（《尚书·周书·旅獒》）

【解读】

玩人者道德沦亡，玩物者志气丧失。《尚书》告诫“不作无益害有益”，有普遍教育意义。

《素问·上古天真论》曰：“圣人为无为之事，乐恬憺之能，从欲快志于虚无之守，故寿命无穷，与天地终，此圣人之治身也。”唐代医学家王冰阐注说：“圣人不为无益以害有益，不为害性而顺性，故寿命长远与天地终。”将《尚书》“不作无益害有益”灵活贴切地运用在养生医学方面。

【参阅】

《素问·上古天真论》王冰注：“圣人不为无益害有益，不为害性而顺性，故寿命长远与天地终。庚桑楚曰：‘圣人之于声色滋味也，利于性则取之，害于性则损之。’此全性之道也。《书》曰：‘不作无益害有益也。’”

【原文】

惟日孜孜[1]，无敢逸豫[2]。

（《尚书·周书·君陈》）

不敢自暇自逸。

（《尚书·周书·酒诰》）

【注释】

[1] 孜孜：努力不怠。

[2] 逸豫：逸，逸乐；豫，游乐。

【解读】

《周易》曰：“君子日乾乾，自强而不息。”其与《尚书》“惟日孜孜，无敢逸豫”的精神是一致的。这是一种必须永远发扬的美德。

【原文】

习与性成。

（《尚书·商书·太甲上》）

【解读】

《尚书》指出，久习可以改变性质。《晏子春秋》说“汩常移质，习俗移性”，正是说明了这一问题。

事实上，凡不良习惯的养成和良好习惯的形成，都有一个“习”的过程。

【参阅】

《晏子春秋》：“汩常移质，习俗移性，不可不慎也。”

《孔子家语》：“少成则若性也，习惯若自然也。”

《汉书·贾谊传》：“少成若天性，习贯如自然。”

《千金要方·养性论》：“夫养性者，欲所习以成性。”

【原文】

天作孽[1]，犹可违[2]；自作孽，不可逭[3]。

（《尚书·商书·太甲中》）

【注释】

[1] 作孽：造成灾害。后亦称做坏事为作孽。

[2] 违：避去。

[3] 逭（huàn）：逃避。

【解读】

做了坏事或不正确的事而自食其果，是难以避免的。事无巨细，无不如是。后来，《孟子》引《太甲》的话作“天作孽，犹可违，自作孽，不可活”，其语便流传更广。

人们如果恣意妄为，违反养生之道，真所谓“自作孽”，其所造成的结果不言而喻。

【原文】

孟子曰：仁，人心也；义，人路也。舍其路而弗由，放其心而不知求，哀哉！人有鸡犬放，则知求之；有放心，而不知求。学问之道无他，求其放心而已矣。

（《孟子·告子上》）

【解读】

《尚书·毕命》曾告诫，若不循其理，恣放其心，骄淫矜侉，其后果必凶。

儒家提倡仁义道德。孟子认为“人心”仁爱，“人路”由义，如果放其心而不收，弃其道而补由，将仁义置于不顾，实是可哀！故所谓学问之道，只在于求其“放心”而已。孟子所说迷失的“放心”，实同于《尚书》。足见古人讲修身、论学问道德十分重视“收放心”，以求返璞归真。

元代医家朱震亨将儒学思想与医学结合，著有《格致余论》一书。其中之《阳有余阴不足论》说：“人之情欲无涯，此难成易亏之阴气，若之何而可以供给也……心，君火也，为物所感则易动。心动则相火亦动，动则精自走，相火翕然而起，虽不交会，亦暗流而疏泄矣。所以圣贤只是教人收心养心。”其所说的“收心养心”，实源自《尚书》《孟子》“收放心”之说。

【原文】

《诗》云：自求多福。[1] 在我而已。

君子曰：善自为谋。

（《左传·桓公六年》）

【注释】

[1] 自求多福：句见《诗经·大雅·文王之什》。

【解读】

《尚书·洪范》称“寿、富、康宁、攸好德、考终命”五者为

“五福”。

《诗经·商颂》也祝愿“寿考且宁，以保我后生”。

“自求多福”，原见于《诗》。提醒人们，是否多福，唯在“自求”。即《左传》所说的“善自为谋”。

虽然《左传》“善自为谋”的本意在于谋国事，但治国与治身其理相通。可见，要实现“五福”之中的康宁长寿，则必须善自养生。

【原文】

德也者，得于身也。故曰：古之学术道者，将以得身也，是故圣人务焉。

（《礼记·乡饮酒义》）

【解读】

《礼记·乡饮酒义》“德也者，得于身也”一句，本在于阐明饮酒与德、与身的关系。古时的饮酒文化提倡“酒德”。

《乡饮酒义》指出，“酒德”可以有得于自身，因而“圣人”也讲究之。

【参阅】

《韩非子·解老》：“身全之谓德，德者，得身也。”

【原文】

汤[1]之盘铭[2]曰：苟日新，日日新，又日新。

（《礼记·大学》）

【注释】

［1］汤：又称武汤、成汤等。原为商族领袖，灭夏，建立商朝，故亦称商汤。

［2］盘铭：青铜器盘上的铭文。

【解读】

《大学》所记载的汤之盘铭“苟日新，日日新，又日新”，可与《尚书·商书》所载的“日新”文字共读。

《周易》象和系辞所说的“日新”，或是发挥了商汤时代的“日新”思想。

【原文】

自天子以至于庶人，一是皆以修身为本。其本乱而末治者，否矣。所谓修身在正其心者，身有所忿懥，则不得其正；有所恐惧，则不得其正；有所好乐，则不得其正；有所忧患，则不得其正。心不在焉，视而不见，听而不闻，食而不知其味，此谓修身在正其心。

（《礼记·大学》）

【解读】

修身，谓修养身心，以提高自己的品德。《礼记·大学》：“欲齐其家者，必修其身。”

其实早在《周易·复·象》中就说过：“不远之复，以修身也。”必须“近取诸身”，“反复其道”，进行自省。

《礼记》则指出，凡人都应以修身为根本，修身的关键则在于“正心”。若为忿怒、恐惧、好乐、忧患等客观因素所干扰，则必然心不得正；如果心不在焉，则连此身的视、听、口味也不能有所感觉。由此可见，“正心”对于修身的重要性。

【原文】

富润屋，德润身。心广体胖，故君子必诚其意。所谓诚其意者，毋自欺也。

（《礼记·大学》）

【解读】

要像用财富装饰房屋一样，以德行来滋养自身。而且必须真心诚意，不要自欺欺人。

心广体胖，是说有修养的人胸襟宽广，其精神体貌自然安详舒泰。《礼记》所说的“毋自欺”，如同孙思邈所说“无作功夫形迹之心”。

【参阅】

孙思邈《千金要方·大医精诚》：“凡大医治病，必当安神定志，无欲无求。先发大悲恻隐之心，誓愿普救含灵之苦。若有疾厄来求救者……普同一等，皆如至亲之想，亦不得瞻前顾后，自虑吉凶，护惜身命。见彼苦恼，若已有之，深心凄怆，勿避崄巇，昼夜寒暑饥渴疲劳，一心赴救，无作功夫形迹之心，如此可为苍生大医。”

【原文】

博闻强识而让[1]，敦[2]善行而不怠，谓之君子。

（《礼记·曲礼上》）

【注释】

[1] 让：谦让。《贾子·道术》：“厚人自薄谓之让。”

[2] 敦：勉力。

【解读】

既博闻强识，而能谦让；既勉力行善，而不懈怠。这是《曲礼》对品学兼优的期望，也是人们的努力方向和自我要求。

【原文】

勿淫视，勿怠荒。

（《礼记·曲礼上》）

【解读】

淫视，谓眼睛流转斜视。怠荒，谓怠慢迷乱。淫视、怠荒，危害甚大，不仅对于道德和事业，而且对于心神修养也至关重要。《诗经·鸡鸣序》说："哀公荒淫怠慢。"《曲礼》所说，足为鉴戒。

【原文】

富贵而知好礼，则不骄不淫[1]；贫贱而知好礼，则志不摄。

（《礼记·曲礼上》）

【注释】

[1] 淫：惑乱。

【解读】

《孟子·滕文公下》说："富贵不能淫，贫贱不能移，威武不能屈，此之谓大丈夫。"

《礼记》指出，要做到富贵而不骄奢淫逸，贫贱而心智不慑，操守不移，其要在于"知好礼"。唯有"礼"才能保持人的本色和节操。

当然，若要做到"威武不屈"，则唯在于"忠"和"节""义"。一个忠于祖国，忠于民族，有气节，重正义的人，自然不能被淫威所屈服。

《礼记·燕义》还说："和宁，礼之用也。"可知以上儒家"知好礼"的要求其目的实为了和谐安宁，这对于社会和个人养生都有十分重要的意义。

【原文】

敖[1]不可长，欲不可从[2]，志不可满，乐不可极。

（《礼记·曲礼上》）

【注释】

[1] 敖：通"傲"，倨慢。

[2] 从：通"纵"。

【解读】

"敖不可长，欲不可纵，志不可满，乐不可极"，对于立身处世为人来说，十分重要。而对养生而言，则更加切近。

历观世人，凡得意忘形，踌躇满志，穷奢极欲，而乐极生悲者，在在可见。前车之鉴，可不慎乎？

【原文】

道[1]血气，以求长年[2]。长心[3]、长德[4]，此为身也。

（《管子·中匡》）

【注释】

［1］道：通“导”。

［2］长年：长寿。

［3］长心：意为远虑。

［4］长德：意为广施。

【解读】

齐桓公与管仲都已年老。管仲说：“壮者无怠，老者无偷，顺天之道。”所谓“无偷”，是不偷生的意思。

桓公又问管仲：“请问为身？”管仲对曰：“道血气，以求长年。长心、长德，此为身也。”说明疏导气血是求得长寿的关键所在。不仅长寿自身，包括远谋、广施，也都是自身之事。

管仲的这些话，虽对国君而言，但对于中老年人也具有重要意义。

【原文】

见素抱朴，少私寡欲。

（《老子》）

【解读】

老子静观社会的发展，世情的变化，悟知“大道废，有仁义”；“智慧出，有大伪”；“国家昏乱，有忠臣”；“六亲不和，有慈孝”。又因为巧利而产生了盗贼，因而他颇有感慨地提出“绝圣弃智”，主张“见素抱朴，少私寡欲”，即怀抱朴素，少有私欲，希望能返本救末，使人的思想和社会的治化回归到原来纯朴的状态。

后人遂多以“见素抱朴，少私寡欲”来指导心身的修养。尤其在人欲横流的社会，老子返璞归真思想不无纠偏补弊的意义。其对于人们的修身养性也有颇为重要的指导作用。

【原文】

修之于身，其德[1]乃真；修之家，其德乃余；修之乡，其德乃长；修之邦[2]，其德乃丰；修之天下，其德乃普。

（《老子》）

【注释】

［1］德：道德、品德。《周易·乾·文言》：“君子进德修业。”

［2］邦：古代诸侯国之称。

【解读】

人们多说“修德”，有在家修德、在乡修德，为邦国修德、为天下修德等等。《老子》认为，无论在家在乡，为邦为天下，其最为真切的是修德必须先修自身。离开自身而言修德，并非真德。唯有在修身之德的基础上，然后修在家、修在乡、修在邦，最终可普及天下。由此可见修身的重要性。

《庄子·让王》说“道之真，以治身”，实与《老子》“修之身，其德乃真”的意思相近。

【原文】

宠辱若惊，贵大患若身。何谓荣辱？得之若惊，失之若惊，是谓宠辱若惊。何谓贵大患若身？吾所以有大患者，惟吾有身。苟吾无身，吾有何患？

（《老子》）

【解读】

所谓“宠辱若惊”，是谓人患得患失，无论受宠受辱，都不免惊恐。后人所谓“受宠若惊”，即本于《老子》。反之，若置得失于度外，无论受宠受辱，无动于衷，则称为“宠辱不惊”。“宠辱若惊”，为心神之大害。

另外，又因有此身，而有大患。足见心、身两者的受刺激、伤害为人所难免，必须时刻重视之。

因而，王冰由老子之说而认为“身为患阶”，故易为风寒暑湿、饥饱、情志所伤。张介宾又由此悟出：“善养生者可不先养此形”“凡治病者必以形体为主，欲治形体必以精血为先。”

【参阅】

《世说新语》：“阮光禄在东山，萧然无事，常内足于怀。”有人以问王右军，右军曰：“此君近不惊宠辱。虽古之沉冥，何以过此？”

《素问·六微旨大论》王冰注曰：“夫喜于遂，悦于色；畏于难，惧于祸；外恶风寒暑湿，内繁饥饱爱欲，皆以形无所隐，故常婴患累于人间也。若便想慕滋蔓，嗜欲无厌，外附权门，内丰情伪，则动以牢网，坐招燔焫，欲思择缚，其可得乎！是以身为患阶乎。《老子》曰：‘吾所以有大患者，为吾有身。及吾无身，吾有何患。’此之谓也。”

张介宾《景岳全书·传忠录·治形论》：“《老子》曰：‘吾所以有大患者，为吾有身。使我无身，吾有何患？’余则曰：吾所以有大乐者，为吾有形，使吾无形，吾有何乐？是可见人之所有者，唯吾，吾之所赖者唯形耳，无形则无吾矣。奈人昧养形之道。不以情志伤其府舍之形，则以劳役伤其筋骨之形。内形伤则神气之消靡，外形伤则肢体为之偏废，甚至肌肉尽削，其形可知，其形既败，其命可知。然则，善养生者可不先养此形，以为神明之宅；善治病者可不先治此形以为兴复基乎？虽治形之法非止一端，而形以阴言，实惟“精血”二字足以尽之……然则，精血即形也，形即精血也……天一生水，水即形之祖也。故凡欲治病者，必以形体为主，欲治形体必以精血为先，此实医学之大门路也。”

【原文】

和其光，同其尘。

（《老子》）

君子和而不同。

（《论语·子路》）

【解读】

老子所说的和光同尘，是指不离于世，而有异于俗，抱有不露锋芒，与世无争的处世态度。《老子》王弼注：“和光而不污其体，同尘而不渝其贞。”即保持自己的贞洁。

孔子所提倡的“和而不同”，谓和睦相处，但不盲目苟同。

这是道家和儒家所主张的处世为人的原则，似异而实同。《素问·上古天真论》谓圣人“适嗜欲于世俗之间，无恚嗔之心，行不欲离于世……举不欲观于俗”，其精神是一脉相承的。

【参阅】

《素问·上古天真论》：“……有圣人者，处天地之和，从八风之理，适嗜欲于世俗之间，无恚嗔之心。行不欲离于世，被章服，举不欲观于俗，外不劳形于事，内无思想之患，以恬愉为务，以自得为功。形体不敝，精神不散，亦可以百数。”

王冰注：“圣人志深于道，故适于嗜欲，心全广爱，故不有恚嗔，是以常德不离，殁身不殆……圣人举事行止，虽常在时俗之间，然其见为，则与时俗有异尔。”

【原文】

躁胜寒，静胜热，清净为天下正[1]。

（《老子》）

【注释】

［1］正：正道的意思。

【解读】

静、躁相反，大抵相反而相为用。阳之躁胜阴之寒，阴之静胜阳之热，亦属相反而相用。

躁可以胜寒，静可以胜热。人的动静犹可以胜天地之寒暑，而况自然无为之清静，其所起的作用更大。然而，人多不察此理，但凭强力取胜而不能胜之。所谓“清静为天下正”，则是不胜胜之的意思。

《内经》的医学理论，受到道家“清静”之说的影响。如《素问·生气通天论》说：“苍天之气，清静则志意治。”认为人的精神状态当如天气般清静。又说：“清净则肉腠闭拒，虽有大风苛毒，弗之能害，此因时之序也。”又《至真要大论》说：“必清必静，则病气衰去。”说明清静对于抗御病邪，恢复健康，都有重要的作用。

【参阅】

王冰注《生气通天论》：“夫嗜欲不能劳其目，淫邪不能惑其心，不妄作劳，是为清静。以其清静，故能肉腠闭，皮肤密，真气内拒，虚邪不侵……清静者，但因循四时气序，养生调节之道，不妄作劳，起居有度，则生气不竭，永保康宁。”

【原文】

是以圣人常善救人，故无弃人；常善救物，故无弃物。

（《老子》）

【解读】

《老子》常善救人，常善救物。儒家的“仁者爱人”实与其相一致。可见道家、儒家和医家的仁爱思想，其实是一脉相承的。

孙思邈《千金要方·大医精诚》说：“凡大医治病，必当安神定志，无欲无求，先发大慈恻隐之心，誓愿普救含灵之苦。若有疾厄来求救者，不得问其贵贱贫富、长幼妍媸、怨亲善友、华夷愚智，普同一等，皆如至亲之想。”

可见，《老子》“常善救物，故无弃物”的论说，又与佛家普济众生，医家“普救含灵”的思想是完全一致的。

同时，古代医家又认为“万物之中，无一物而非药”，也与《老子》“无弃物”之说相符。

【参阅】

《千金翼方·药录纂要·药名》：“论曰：有天竺大医耆婆云：天下物类，皆是灵药。万物之中，无一物而非药者，斯乃大医也。故《神农本草经》举其大意，未尽其理……且令后学者因事典法，触类长之无穷竭，则神农之意可知矣。所以述录药品，欲令学徒知无物之非药耳。”

【原文】

祸莫大于不知足，咎[1]莫大于欲得[2]。故知足之足，常足矣。

（《老子》）

【注释】

[1] 咎：灾祸、灾殃。

[2] 咎莫大于欲得：《韩非子·解老》作“咎莫憯于欲利”；傅奕本作“莫憯于欲得”。

【解读】

对于物质财富，人若不知足而贪欲无厌，不修其内而务求于外，则必然有害于心身，或引起争端，破坏社会和谐。凡知知足者，虽有不足而常足；若不知知足，则虽足而犹不足。故若不知知足，贪欲无已，则虽然奢谈修身，只是空话而已。

《素书》说：“苦莫苦于多愿，吉莫吉于知足。”也盛赞知足的好处。南怀瑾先生讲得更切近生活，他说：“大厦千间，夜眠七尺；珍馐百味，不过一饱。故曰：‘知止不殆，知足常乐。’”（《南怀瑾选集·历史的

经验》)

【参阅】

《韩非子·解老》:“欲利之心不除,其身之忧也。故圣人衣足以犯寒,食足以充虚,则不忧矣。众人则不然,大为诸侯,小余千金之资,其欲得之忧不除也。胥靡有免,死罪时活,今不知足者之忧终身不解。故曰‘祸莫大于不知足’。”“故欲利甚于忧,忧则疾,疾生而智慧衰,智慧衰则失度量,失度量则妄举动,妄举动则祸害至,祸害至而疾婴内,疾婴内则痛祸薄外,则苦痛杂于肠胃之间,苦痛杂于肠胃之间则伤人也憯。憯则退而自咎,退而自咎也生于欲利。故曰‘咎莫憯于欲利’。”

【原文】

出怒不怒,则怒出于不怒矣;出为无为,则为出于无为矣。欲静则平气,欲神则顺心。有为也,欲当则缘于不得已。不得已之类,圣人之道。

(《庄子·庚桑楚》)

【解读】

气平而意静,故人之所以怒,我独不怒;虽然有时而怒,实出于不得已。心顺而神明,故人之所为,我独不为;虽然有时而为,亦处于不得已。正如用兵一样,《老子》曰:“兵者,不详之器,非君子之器。不得已而用之。恬惔为上。胜而不美,而美之者,是乐杀人。”故不得已而有所作为,必求其“当”。这种“圣人之道”,对于养生处事是莫大的裨益。

【参阅】

《灵枢·玉版》:“岐伯曰:……五兵者,死之备也,非生之具……故两军相当,旗帜相望,白刃陈于中野者,此非一日之谋也。能使其民令行禁止,士卒无白刃之难者,非一日之教也、须臾之得也……故圣人自治于未有形也,愚者遭其已成也。”

【原文】

"……人有畏影恶迹而去之走者，举足愈数而迹愈多，走愈疾而影不离身，自以为尚迟，疾走不休，绝力而死。不知处阴以休影、处静以息迹，愚亦甚矣……谨修而身，慎守其真，还以物与人，则无所累矣。今不修身而求之人，不亦外乎？"

孔子愀然曰："请问何谓真？"客曰："真者，精诚之至也。不精不诚，不能动人……真在内者，神动于外，是所以贵真也。其用于人理也，事亲而慈孝，事君则忠贞；饮酒则乐，处丧则悲哀……礼者，世俗之所为也；真者，所以受于天也，自然不可易也。故圣人法天贵真，不拘于俗；愚者反此。不能法天而恤于人，不知贵真，禄禄而受变于俗，故不足。"

（《庄子·渔父》）

【解读】

儒家崇"仁"，道家尚"真"。上一段文字，《庄子》托渔父之言，讲说愚者因畏惧自己的身影、足迹而疾奔，却不知处静息迹，修身守真，以为孔子"仁则仁矣，恐不免其身，苦心劳形以危其真"。他强调必须"修身""守真"，不为物累。如果不修自身而求之于外，犹如畏影恶迹者不知处于阴静之地，其愚昧已甚。

"慎守其真"，"精诚之至"。历史上有不少医家受此思想影响。金元四大家之一刘完素，字"守真"，正是秉承了《庄子》"慎守其真"之旨。唐代医学家孙思邈《千金要方》有《大医精诚》，实也要求为医者必须"精诚之至"。

《旧唐书·孙思邈》称："邈道洽古今，学殚数术。高谈正一，则古之蒙庄子。"孙思邈的《千金要方·大医习业》说："不读《庄》《老》，不能任真体运。"书中的《大医精诚》为提倡医德之名论。学者多将其与古希腊希波克拉底的《医生誓言》相提并论。《大医精诚》的"精诚"，实深得《庄子》所言"精诚"之旨。

庄子认为，所谓“真”，就是“精诚之至”。“真”受之于“天”，出于自然，而非人为矫饰。因而，道家主张“法天贵真”。

“法天贵真”，在于效法自然，崇尚真实、真诚。庄子认为“自然无为”是最高的人生境界，人的生活应该纯任自然，无伪无饰。因而，“法天贵真”就成了自然无为之道，人的人性获得了无限自由。同时，“法天贵真”又包含着尊重事物本来面目和自身规律的意思。而且，“法天贵真”，不仅仅在于自身修养，而也适用于社会伦理。无论事亲、事君、饮酒、处丧，都应该出于至诚。

【参阅】

《后汉书·广陵思王前传》:“精诚所至，金石为开。”

【原文】

宇泰定者，发乎天光。发乎天光者，人见其人。

人有修者，乃今有恒。有恒者，人舍之，天助之。

（《庄子·庚桑楚》）

【解读】

凡神宇泰然安定的人，可见其头额生光。这种修养有恒者，不仅人往依止，而且天亦助之。

1324年，元代也孙铁木儿继帝位，号泰定帝，年号泰定，实取意于《庄子》“宇泰定者发乎天光”之说。

同时，医学家王珪著述《泰定养生主论》，这是我国医学史上的一部重要著作。其自序说:“始作于泰定改元。又《庄子》云‘宇泰定者发乎天光’，故命曰《泰定养生主论》。《庄子》亦有《养生主论》，养生而有主，则不惑于二三说也。”由此可见，《泰定养生主论》之名实寓有三义:一，始作于泰定元年；二，《庄子》有“宇泰定者发乎天光”句；三，《庄子》又有《养生主论》一篇。

【原文】

当为宫室，不可不节……当为衣服，不可不节……当为食饮，不可不节……当为舟车，不可不节……当蓄私，不可不节。凡此五者，圣人之所俭节也，小人之所淫佚也。俭节则昌，淫佚则亡。此五者不可不节。

（《墨子·辞过》）

【解读】

墨子主张“俭节”，认为凡居处、衣服、饮食、舟车、私蓄等，无不应该以俭节为原则，“俭节则昌，淫佚则亡”。其所谓的“淫佚”，是放纵而不收，因而必然会导致亡失的后果。故对于养生者而言，对此五者的俭节，也是应该注意的。

【参阅】

《管子·乘马》：“不知量，不知节，不可谓之有道。”

【原文】

君子有九思：视思明，听思聪，色[1]思温，貌思恭，言思忠，事思敬，疑思问，忿思难[2]，见得思义。

（《论语·季氏》）

【注释】

［1］色：神色。

［2］难：通“戁”。恐惧。

【解读】

《论语》教人在视、听、色、貌、言、事、疑、忿和见得诸多方面多所考虑。后以“九思”谓反复多方面地进行思考，以加强自身的修养。《抱朴子·论仙》云：“愿加九思，不远迷复焉。”

【原文】

《诗》三百[1]，一言以蔽之，曰思无邪。

（《论语·为政》）

【注释】

[1]《诗》三百:《诗》,《诗经》的简称。《诗经》是我国最早的诗歌总集。本称《诗》，儒家列为经典之一，故又称《诗经》。其编成于春秋时代，共305篇，分为“风”“雅”“颂”三大类。

【解读】

“思无邪”，是孔子对《诗经》的评价。“思无邪”，原是《鲁颂·驯》中的一句话。

刘宝楠《论与正义》解释道:“论功颂德，止僻防邪，大抵皆归于正，于此一句可以当之也。”

孔子特别强调艺术与道德伦理的关系，用“无邪”的道德规范来要求与衡量艺术作品，在中国文学艺术史上有很深影响。

孔子说的“思无邪”，又被古人灵活地运用到医学养生方面，如孙思邈《千金要方·道林养性》指出，养生者必须精神内守，屏除外缘，“最不得浮思妄念，心想欲事，恶邪大起”。这就是孔子所说的“思无邪”。

【参阅】

《千金要方·道林养性》云:“多思则神殆，多念则志散，多欲则志昏，多事则形劳，多语则气乏，多笑则藏伤，多愁则心慑，多乐则意溢，多喜则忘错昏乱，多怒则百脉不定，多好则专迷不理，多恶则憔悴无欢。此十二多不除则荣卫失度，血气妄行，丧生之本也，惟无多无少者，几于道矣。是知勿外缘者，真人初学道之法也。……既屏外缘，会须守五神（肝、心、脾、肺、肾），从四正（言、行、坐、立），言最不得浮思妄念，心想欲事，恶邪大起。故孔子曰：思无邪也。”

【原文】

子曰：南人[1]有言曰：人而无恒[2]，不可以作巫医[3]。善夫！

（《论语·子路》）

【注释】

[1] 南人：何晏《集解》引孔安国曰："南人，南国之人。"指南方人。

[2] 恒：恒久。在此指恒心。

[3] 巫医：在此当指巫与医。

【解读】

在原始时代，巫与医不分。巫医术，用符咒、驱神、祈祷等法，结合药物、手术为人治病。其起源很早，世界各地几乎都曾流行。

在我国，到春秋战国时期，巫和医逐渐分开。如《周礼·天官家宰》记载："医师掌医之政令，聚毒药以共医事。"又《春官宗伯》："男巫……春招弭，以除疾病；女巫掌岁时祓除、衅浴。"

《周易·序卦》说："恒者，久也。"同书《下经·家人》又说："君子以言有物而行有恒。"早已将"恒"作为一种高尚的行为准则，故《论语》更强调医者必须有"恒"。

南方自古多巫医，当时的巫医，都有一定的社会地位和恒产。《孟子》说："有恒产者尤恒心，无恒产者无恒心。"亦可与"人而无恒，不可作巫医"语参阅。

【参阅】

《孟子·滕文公》："民之为道也，有恒产者有恒心，无恒产者无恒心。苟无恒心，放僻邪侈，无不为已。及陷于罪，然后从而刑之，是罔民也……阳虎曰：'为富不仁矣，为仁不富矣。'"

【原文】

子曰：知[1]者乐水，仁者乐山。知者动，仁者静。知者乐，仁者寿。

（《论语·雍也》）

【注释】

［1］知：通“智”。

【解读】

孔子说：“智者乐水，仁者乐山。”其言似乎对仗，但读者可将“智者”“仁者”合而观之，即智而仁者，乐山乐水，动静相兼，乐而且寿。

乐水乐山，为智、仁之性，动静为智、仁之用，寿乐为智、仁之功。

之后，《春秋繁露》和《申鉴》对“仁者寿”各有阐说。

《春秋繁露·循天之道》云：“故仁人之所以多寿者，外无贪而内清静，心和平而不失中正，取天地之美以养其身，是其且多且治。”

《申鉴·俗嫌篇》说：“或问仁者寿，何谓也？曰：仁者内不伤性，外不伤物，上不违天，下不违人，处正居中，形神以和，故咎征不至，而休嘉集之，寿之术也。”

【原文】

孔子曰：君子有三戒：少之时，血气未定，戒之在色；及其壮也，血气方刚，戒之在斗；及其老也，血气既衰，戒之在得[1]。

（《论语·季氏》）

【注释】

［1］得：贪得。

【解读】

孔子根据人之常情，分析少年、壮年、老年三阶段的心态，分别提出戒色、戒斗和戒得“三戒”。

俗话说，少年不读《红楼》，中年不读《水浒》，老年不读《三国》。此与孔子所说少时戒色、壮年戒斗意思相同；而老年不读《三国》，则唯恐老年人过用心计，不利于心身健康。

孔子的“三戒”之教，提出人们对于“色”“斗”和“得”必须三思而行，这对于一生心身的摄养实有不少裨益。不仅于己、于家，而且对社会和谐，都有重要的意义。

【参阅】

《淮南子·诠言训》:“凡人之性，少则猖狂，壮则强暴，老则好利。”

《论语正义》:“此章言君子之人，自少及老，有三种戒慎之事也。少之时血气未定，戒之在色者，少，谓人年二十九以下，血气犹弱，筋骨未定，贪色则自损，故戒之。及其壮也，血气方刚，戒之在斗者，壮，谓气力方当刚强，喜于争斗，故戒之。及其老也，血气既衰，戒之在得者，谓五十以上；得，谓贪得。血气既衰，多好聚敛，故戒之。”

【原文】

子曰：饭疏食[1]，饮水，曲肱[2]而枕之，乐亦在其中矣。不义而富且贵，于我如浮云。

（《论语·述而》）

【注释】

[1] 疏食：粗劣的饭食。

[2] 曲肱：弯曲臂膊。

【解读】

孔子的人生观，宁可疏食饮水，曲肱为枕，在贫贱中自得其乐，而不愿为富贵而行不义。其视不义之富贵，如浮云过眼，无动于心。

【参阅】

《吕氏春秋·慎人》:“古之得道者，穷亦乐，达亦乐。所乐非穷达也。道得于此，则穷达一也，为寒暑风雨之序矣。”

【原文】

樊迟[1]问仁[2]。子曰：爱人。

（《论语·颜渊》）

【注释】

[1] 樊迟:(公元前515—?)春秋末齐人。一名须，字子迟。孔子弟子。《论语·子路》记载他曾向孔子“问稼”“问圃”，孔子答以“吾不如老农”“吾不如老圃”。

[2] 仁：古代儒家的一种道德范畴，其含义颇广。《礼记·中庸》:“仁者人也，亲亲为大。”本指人与人的相互亲爱。《说文·人部》:“仁，亲也。从人，二。”孔子言“仁”，以“爱人”的核心，包括恭、宽、信、敏、惠、智、勇、忠、恕、孝、弟等内容；而以“己所不欲，勿施于人”和“己欲立而立人，己欲达而达人”为实行的方法。

【解读】

樊迟问“仁”，孔子答以“爱人”。故“仁者爱人”为后人所常道。

医者“仁术”，故为医者必具爱人之心。

【原文】

子曰：君子坦荡荡[1]，小人长戚戚[2]。

(《论语·述而》)

【注释】

[1] 坦荡荡：坦荡。泰然自得貌。

[2] 戚戚：忧虑、忧伤之貌。何晏《集解》引郑玄曰:“长戚戚，多忧惧。”

【解读】

孔子分析两种人的心理、精神状态：一种人心胸广阔坦荡，泰然自得；另一类人长怀忧伤，不能自解。

前者达观、积极，生活得愉快，虽遇逆境也得排遣，自得其乐。后者悲观、消极，生活得暗淡，往往自寻烦恼，不听劝喻，其心理状态极不健康，为养生之大忌。

【原文】

夫志[1]，气之帅也；气，体之充也。夫志至[2]焉，气次焉，故曰：持其志，无暴其气。

志一则动气，气一则动志也，今夫蹶者趋者，是气也，而反动其心……

我善养吾浩然之气。

（《孟子·公孙丑上》）

【注释】

[1] 志：心志、志气。《诗·关雎序》：“在心为志。”《礼记·孔子闲居》：“志气塞乎天地。”

[2] 至：最要之意。

【解读】

孟子从心身关系的角度，论述了“志”与“气”的问题，认为心志是人身之气的主宰。

《朱子全书·性理》说：“气一也，主于心者则为志气，主于形体者则为血气。”志气可以动其血气，而血气也可动其心气，但血气动其心属于“反动”。孟子说：“我善养吾浩然之气。”其所养之气乃是心志之气，即孔子所说“志气塞乎天地”，故称“浩然”。“浩然之气”，关系到修心养性，立身处世。古时儒家将其作为一种极度扩张的主观精神。

【原文】

除其害者以持养[1]之，使目非是无欲见也，使口非是无欲言也，使心非是无欲虑也。

（《荀子·劝学》）

【注释】

[1] 持养：奉持，保养。《荀子·荣辱》：“以相群居，以相持养。”

【解读】

荀子认为，目之所见，口之所言，心之所虑，有“是”也有“非”。

凡所见、所言、所虑者“非是”，则足以致害。故欲除其危害，必须“以持养之”。其所谓“以持养之”，实是自持以恒，善自保养的意思。

【原文】

见善，修然[1]必以自存也；见不善，愀然必以自省也。

善在身，介然[2]必以自好也；不善在身，菑然[3]必以自恶也。

（《荀子·修身》）

【注释】

[1]修然：修，学习。

[2]介然：介，留存。

[3]菑然：菑，杀草。

【解读】

若见人之善，则必须向人学习，将其之优点存诸自身；若见人之不善，则愀然不乐，作为教训，以之自省。

若自身之善，则自好之；自身不善，则自恶之。

总之，荀子修身，必求其“善”。

【原文】

君子之求利也略[1]，其远害也早；其避辱也惧，其行道理也勇。君子贫穷而志广，富贵而体恭[2]，安燕[3]而血气不惰，劳倦而容貌不枯，怒不过夺，喜不过予。

（《荀子·修身》）

【注释】

[1]略：忽略，不计较。

[2]体恭：恭敬不倨傲之貌。

[3]安燕：即安宴。安然宴居。

【解读】

《荀子·修身》所说，合乎儒家的修养要求，故有“富贵而体恭，安燕而气血不惰”之说。其与道家的“恬惔虚无……是以志闲而少欲，心安而不惧，形劳而不倦”（《素问·上古天真论》）自有差距。

“怒不过夺，喜不过予”，反映了其“中庸”的思想。

孙思邈《千金要方·养性》有“凡心有所爱，不用深爱；心有所憎，不用深憎，并皆损性伤神。亦不可深赞，亦不用深毁，常须用心，于物平等，如觉偏颇，寻改正之”的劝诫；又指出：“居贫勿谓常贫，居富莫谓常富。居贫富之中，常须守道，勿以贫富易志改性。”其说与《荀子·修身》如同一辙。

【原文】

欲恶取舍之权：见其可欲也，则必前后虑其可恶也者；见其可利也，则必前后虑其可害也者，而兼权之，孰计[1]之，然后定其欲恶取舍。如是，则常不失陷矣。

凡人之患，偏伤之也。见其可欲也，则不虑其可恶也者；见其可利也，则不虑其可害也者。是以动则必陷，为则必辱，是偏伤[2]之患也。

（《荀子·不苟》）

【注释】

[1]孰计：孰，通“熟”。孰计，即熟计。

[2]偏伤：偏颇致伤。

【解读】

《荀子》认为，对于所欲、所恶，所取、所舍，不能轻易，而必须权衡熟虑，否则必然失陷取辱，因偏颇而导致伤害。

【原文】

故治之要在于知道。人何以知道？曰：心。心何以知？曰：虚一而静。

心未尝不臧[1]也，然而有所谓虚；心未尝不两也，然而有所谓一；心未尝不动也，然而有所谓静……未得道而求道者，谓之虚壹而静。

（《荀子·解蔽》）

【注释】

［1］臧：通“藏”。

【解读】

《荀子·解蔽》指出，求道者欲知“道”，实在于治心。惟有心“虚一而静”，才能知道。

凡人之心“未尝不藏”，“未尝不两”，“未尝不动”。而心有所藏，心有他念，心有所动，是其常，故要求其“虚”，求其“一”，求其“静”。

《荀子》“虚一而静”的说法，实受道家思想的影响。“虚一而静”，也为古代医学所强调，这在《素问》《灵枢》中在在可见。

【参阅】

《素问·玉机真脏论》：“揆度奇恒，道在于一。”

《素问·脉要精微论》：“持脉有道，虚静为保。”

【原文】

《道经》曰：人心之危，道心之微。危、微之几[1]，惟明君子而后能知之。

故人心譬如槃[2]水，正错[3]而勿动，则湛浊[4]在下而清明在上，则足以见鬒眉而察理矣。微风过之，湛浊动乎下，清明乱于上，则不可以得大形之正也。心亦如是矣。故导之以理，养之以清，物莫之倾，则足以定是非决嫌疑矣。

（《荀子·解蔽》）

【注释】

［1］几：亦作“机”。事物变化或出现前的细微迹象。《周易·系辞下》：“几者，动之微。”孔颖达：“几，微也。”

［2］槃：承盘。

［3］错：通“措”。停止。

［4］湛浊：重浊。

【解读】

《荀子》在此所说的《道经》，实是《尚书》。《尚书·大禹谟》说："人心惟危，道心惟微。惟精微一，允执厥中。"

《荀子》认为，应知“危微之几”，其关键实在于“人心”的“动”与“勿动”。为使“人心”不妄动，主张“导之以理，养之以清”，始终保持理性的清静境界。

宋代朱熹则强调“人心听命于道心”。

朱震亨见到许多疾病的产生，原因在于人心之动，而使人身“相火妄动”，以致“煎熬真阴，阴虚则病”。因而著《相火论》，上承朱熹等说，以之阐述医理，主张“人心听命乎道心”，而“主之以静”，俾相火免于妄动，而为“生生不息之用”。

【参阅】

《格致余论·相火论》：“相火，元气之贼……朱子曰：‘必使道心常为一身之主，而人心每听命焉。’此善处乎火者。人心听命乎道心，而又主之以静，故五火之动皆中节，相火唯有裨补造化，以为生生不息之运用耳，何贼之有？”

【原文】

食饮、衣服、居处、动静，由礼则和节，不由礼则触陷生疾。

（《荀子·修身》）

【解读】

荀子论修身，强调由“礼”。即使在日常生活中，无论饮食、衣服、居处、动静，认为合于“礼”则中和、中节，不合乎“礼”，则触犯、陷溺，致生灾疾。这实是儒家的养生思想。

孙思邈《千金要方·养性》说："常以深心至诚，恭敬于物。慎勿诈善，以悦于人。终身为善，为人所嫌，勿得起恨。事君尽礼，人以为谄，当以道自平之。"其"尽礼"之说，正合乎《荀子·修身》"由礼"之旨。

【原文】

君子养心，莫善于诚[1]，致诚则无他事矣。

（《荀子·不苟》）

【注释】

［1］诚：孟子以为是自然界和人事社会的最高道德范畴。

【解读】

为什么说"养心，莫善于诚"？因为心不诚即有诈伪，有诈伪必近邪辟，其因之而诱发的后果是难以预知的。故养心莫善于诚。这是儒家养生的要旨。

【参阅】

《孟子·离娄》："诚者，天之道也；思诚者，人之道也。"

【原文】

有狗彘[1]之勇者，有贾盗[2]之勇者，有小人之勇者，有士君子之勇者。争饮食，无廉耻，不知是非，不辟死伤，不畏众强，恈恈然[3]惟利饮食之见，是狗彘之勇也。为事利，争货财，无辞让，果敢而振，猛贪而戾，恈恈然惟利之见，是贾盗之勇也。轻死而暴，是小人之勇也。义之所在，不倾于权，不顾其利，举国而与之不为改视，重死持义而不桡，是士君子[4]之勇也。

（《荀子·荣辱》）

【注释】

［1］狗彘：狗和猪。在此作为对不齿于人者的鄙称。

［2］贾盗：商人和盗贼。古时轻贱商人，称贾竖。

［3］恈恈然：贪欲之貌。

［4］士君子：古称有志节之士。

【解读】

人有勇怯，事有荣辱。荀子分析认为，所谓“勇”有狗彘之勇、贾盗之勇、小人之勇和士君子之勇的区别。

儒家提倡的是“士君子之勇”，不仅以之为荣，且也不违养生之道。

【原文】

仁以为己任，不亦重乎？

（《论语·泰伯》）

危而不持，颠而不扶，则将焉用彼相？

（《论语·季氏》）

【解读】

“仁以为己任”，为孔子学生曾子所说。医为仁术，故后世儒者多重于救死扶伤，以医为己任。清人所著《医宗己任篇》一书，即据此而命名。

国家颠危，赖良相扶持；人命颠危，需良医救治。故任医如任相，必任忠良。所谓“忠良”，即孙思邈《千金要方》所说的“大医精诚”。《千金要方·大医精诚》指出，为医应是“用心精微”者，“须博极医源，精勤不倦”；“必当安神定志，无欲无求……不得瞻前顾后，自虑吉凶，护惜身命。见彼苦恼，若己有之。深心凄怆，勿避险巇。昼夜寒暑，饥渴疲劳，一心赴救。无作功夫形迹之心，如此可为苍生大医”。

明代医家方有执认为，不知《论语》中孔子所说的“危而不持，颠而不扶，则将焉用彼相”之理，则不足与论任医之道。

【参阅】

明代方有执《伤寒论条辨·或问》：“问任医。曰：任医如任相。相受天子九锡之荣，而司天下万民之命。当正大体，不当察细务。是故进退百官，调和鼎鼐，燮理阴阳，其要在于公天下之贤才，察识其所能，用之于天下，以天下利天下焉尔。天下无虞，则修礼乐以和乐之；设有警焉，则整干戈以戡定之。斟酌前代之成法，而损益以因革之。不作聪明以生事于承平，不为贪鄙以幸福于危乱。《论语》曰：‘危而不持，颠而不扶，则将焉用彼相。’不知此，不足与论任医之道。”

【原文】

空石之中有人焉，其名曰觙[1]。其为人也，善射以好思。耳目之欲接则败其思，蚊虻之声闻则挫其精[2]。是以辟耳目之欲，而远蚊虻之声，闲居静思则通。思仁[3]若是，可谓微[4]乎？……

辟耳目之欲，远蚊虻之声，可谓危矣，未可谓微也。夫微者，至人也。至人也，何忍？何强？何危？故浊明外景，清明内景。圣人纵其欲，兼其情，而制焉者理矣。夫何强？何忍？何危？故仁者之行道也，无为也；圣人之行道也，无强也。仁者之思也恭，圣者之思也乐，此治心之道也。

（《荀子·解蔽》）

【注释】

［1］觙：古同“伋”。有思考敏捷之义。此处为人名。

［2］精：精神。

［3］仁：犹“存”。《礼记·仲尼燕居》：“郊社之义，所以存鬼神也。”

［4］微：幽深，精微。

【解读】

荀子在此，指出静思者不能“忍”，不能“强”。

相传觙好静思，因之而辟耳目之欲，甚至远蚊虻之声。荀子否定其做法，认为他的做法既“忍”，又“强”，又“危”，是不合乎“道”。

《道经》说：“人心之危，道心之微。”故所谓“圣人”，则能“纵其欲，兼其情”，而制之以理。无为，无强，其思想既“恭”且“乐”，乃是其“治心之道”。

荀子的论述是儒、道养生思想的结合。

【参阅】

《荀子·正名》:“性者，天之就也；情者，性之质也；欲者情之应也。”

【原文】

故君子居必择乡，游必就士，所以防邪辟而近中正也。

物类之起，必有所始。荣辱之来，必象其德。肉腐出虫，鱼枯生蠹。怠慢忘身，祸灾乃作……邪秽在身，怨之所构。施薪若一，火就燥也；平地若一，水就湿也。草木畴生，禽兽群焉，物各从其类也……故言有招祸也，行有招辱也，君子慎其所立乎。

（《荀子·劝学》）

【解读】

古人重视择居处、慎交游，而绝不怠慢。其目的在于“防邪辟而近中正”。这对于立身处世、修心养生都有重要影响。

《周易·乾·文言》说:“同声相应，同气相求。水流湿，火就燥……则各从其类也。”《荀子》“施薪若一，火就燥也；平地若一，水就湿也”诸语，实本于《周易》，且悟出乡择友，亦当重视物从其类之理。

【原文】

神不淫[1]于外则身全，身全谓之德。德者，得身也。

（《韩非子·解老》）

【注释】

[1] 淫：淫佚。放纵之意。

【解读】

《素问·上古天真论》曰:“愚智贤不肖不惧于物，故合于道。所以能年皆度百岁而动作不衰者，以其德全不危也。”

对于“德全”之义，王冰注“不涉于危，故德全也”，“未能作明白解说。

今读《韩非子》“神不淫于外则身全，身全之谓德，德者，得身也”，可知《素问》所说的“德全”，实包括了心、身两方面。“神不淫于外”，故“不惧于物”而合于道；“身全”，故百岁而动作不衰。又《庄子》谓“德全者形全”，而《淮南子》有“神德不全”之说，则进一步证明所谓“德全”，实指神、形（即心、身）两者而言。

【参阅】

《庄子》：“执道者德全，德全者形全，形全者圣人之道也。”“无为而性命不全者，未之有也。”

《淮南子·原道训》：“机械之心藏于胸中，则纯白不粹，神德不全。”

《泰族训》：“巧作藏于胸中，则纯白不备，而神德不全矣。”

【原文】

身以积精为德[1]，家以资财为德，乡国天下皆以民为德。

今治身而外物不能乱其精神，故曰：“修之身，其德乃真[2]。”真者，慎之固也。

（《韩非子·解老》）

【注释】

［1］德：德有不同含义，包括道德、品德、恩德、好处，以及事物的属性等。《韩非子·解老》“身以积精为德”之“德”，作好处解为宜。

［2］真：真之义，包括真切、真实、真诚；本原、自身等。《庄子·秋水》“谨守而勿失，是谓反其真”，又《山水》“见利而忘其真”，皆作本身解。而“修之身，其德乃真”之“真”，当作切实、真实解。

【解读】

《老子》“修之身，其德乃真”，《韩非子》解作“身以积精为德”，强调“积精”的重要性。又认为治身者不能被外界事物扰乱自身的精神，这是修身最切实的事情。

【原文】

季子[1]曰："诸能治天下者，固必通乎性命之情者，当无私矣。夏不衣裘，非爱裘也，暖有余也。冬不用箑[2]，非爱箑也，清有余也。圣人之不为私也，非爱费[3]也，节乎己也。节己，虽贪污之心犹若止，又况乎圣人？"

（《吕氏春秋·有度》）

【注释】

[1] 季子：与孔子同时人。有其学派，具独特的思想体系。"不为似"是季子学说的要义。《吕氏春秋》之《喻大》《有度》记载其言。

[2] 箑：扇子。

[3] 爱费：惜费。舍不得耗费。

【解读】

季子认为凡能治理国家天下之事的人，必然通达性命之情，若能通达性命之性，就应当"无私"。

他举夏不衣裘、冬不用扇为比喻，说明凡事皆须有节有度，既已有余就不能为私。不为私而能"节己"，则贪污之心自能止息。

季子的话值得三思，其对于养生、处世，颇有教育意义。

【原文】

太上反[1]诸己，其次求诸人……

何谓反诸己也？适耳目，节嗜欲，释智谋，去巧故[2]，而游意乎无穷之次[3]，事心乎自然之涂[4]，若此则无以害其天[5]矣。无以害其天则知精，知精则知神，知神之谓得一……故知知一，则复归于朴。嗜欲易足，取养节薄，不可得也；离世自乐，中情洁白[6]，不可量也……

（《吕氏春秋·论人》）

【注释】

［1］反：在此为反求的意思。

［2］巧故：巧伪。

［3］次：中间。

［4］涂：通“途”。

［5］天：在此指人的天性。

［6］中情洁白：内心虚静之意。

【解读】

《吕氏春秋》认为，养生的上法是反求于己，而不在外求于人。其具体做法则应该“适耳目，节嗜欲，释智谋，去巧故”，唯有如此，才能使心意自然而不伤害天性。这也就是道家所注重的啬精守神，即所谓知守“一”。从而也就嗜欲易足，有异于世俗，而返归于朴。

【原文】

墨子见染素丝者而叹曰：“染于苍则苍，染于黄则黄，所以入者变，其色亦变，五入而以为五色矣。”故染不可不慎也。

（《吕氏春秋·当染》）

【解读】

墨子见染素丝而感叹，旨在告诫人之染习不可不慎。所谓“染”，实包括了结交游乐、生活习惯、饮食嗜好等方面，对养生有重要影响。

【原文】

……故火烛[1]一隅，则室无偏光；骨节蚤[2]成，空窍[3]哭历[4]，身必不长……故君子之容，纯乎其若钟山之玉，桔[5]乎其若陵上之木。淳淳乎谨慎畏化[6]，而不肯自足；乾乾[7]乎取舍不悦[8]，而心甚素朴。

（《吕氏春秋·士容》）

【注释】

［1］烛：照。

［2］蚤：早。

［3］空窍：孔窍。

［4］哭历：或作"洞历"。稀疏而上通下达，为空虚之病态。

［5］桔：《说文》："桔，一曰直木。"

［6］化：变化。事物必至之势。

［7］乾乾：《周易》："君子终日乾乾。"自强不息貌。

［8］取舍不悦：悦，喜悦。《孟子·梁惠王》："取之而燕民悦，则取之。"

【解读】

《吕氏春秋·士容》举烛照一隅而他出无光、骨节早成而身必不长为譬喻，认为士君子的形象要像美玉一样温纯纯洁，如树木一般坚实正直。而且应该谨防事物的变化而不自满足，努力进取而朴素专一。

"骨节蚤成，空窍哭历"，是有关医学方面骨骼的生长发育问题。古人对骨的研究很早，在《灵枢》中有《骨度》篇，专论度量"骨节之大小广狭长短"；在《素问》中论骨与腧穴的关系，涉及"谿谷三百六十五穴会"，以及各种骨的名称位置，甚至对"骨空"专门研究，在《骨空论》中指出"扁骨有渗腠理，无髓空"，其审察十分细致。"骨节蚤成，空窍哭历，身必不长"，更符合骨发育与身长关系的实际情况。虽然《吕氏春秋》在此仅举例以作为譬喻，但足见在当时，对此情况已为人们的常识。

【原文】

欲知平直，则必准绳；欲知方圆，则必规矩……存亡安危，勿求于外，务在自知。

（《吕氏春秋·自知》）

【解读】

人有自知之明，是十分重要的，而欲“自知”，必须如规、矩、准、绳，有其标准。无论处世或是养生，无不如是。

《吕氏春秋》强调，人能自知，关系到自身的“存亡安危”，养生者尤不能忽视之。

【原文】

汤问于伊尹，曰："欲取天下若何？"伊尹对曰："欲取天下，天下不可取。可取，身将先取。"凡事之本，必先治身。啬其大宝[1]，用其新，弃其陈。腠理遂通，精气日新，邪气尽去，及其天年[2]。此之谓真人。

（《吕氏春秋·先己》）

【注释】

［1］大宝：谓精、气、神。

［2］天年：自然年寿。

【解读】

伊尹回答汤“欲取天下”之问，认为当先取其身。后来孔子说的修身、齐家、治国、平天下，实同此意。《淮南子》则发挥之，以为“全其身”者“自得”，则“与天下相得”。

《吕氏春秋·先己》又将“治身”作为“凡事之本”，而治身必当“啬其大宝”。

《老子》曾说："治人事天莫若啬。"《先己》发挥了《老子》之旨，认为以“身”而言，所啬的“大宝”实乃“精气”而已。同时强调用新弃陈，则腠理开通。精气日新，邪气尽去，使人获得长寿，终其天年。指出了正常的新陈代谢对人体健康的重要意义。

在此，《先己》所说的“真人”，只是啬其精气，推陈致新，去除邪气，终其天年的善通人而已。

“啬其大宝，用其新，弃其陈，腠理遂通，精气日新，邪气尽去，及其天年”诸语，询为养身的至理名言。

【参阅】

《素问·上古天真论》：“余闻上古有真人者，提挈天地，把握阴阳，呼吸精气，独立守神，肌肉若一，故能寿敝天地，无有终时，此其道生。”

《淮南子·原道训》：“夫有天下者，岂必摄权持势，操杀生之柄，而以行其号令邪？吾所谓有天下者，非谓此也，自得而已。自得，则天下亦得我矣。吾与天下相得，则常相有已，又焉有不得容其间者乎！所谓自得者，全其身者也。全其身，则与道为一矣。”

【原文】

能治其家者必不遗其身；能修其身者必不忘其心；能原其心者必不亏其性；能全其性者必不惑于道。故广成子[1]曰：“慎守而[2]内，周闭而外。多知为败，毋视毋听。抱身以静，形将自正。”不得己[3]而能知彼者，未之有也。

（《淮南子·诠言训》）

【注释】

[1] 广成子：传为上古轩辕时人，隐居崆峒山石室中，黄帝问以致道之要。

[2] 而：通“尔”。汝，你，或你的。

[3] 不得己：即失于己，谓丧失本性，忘其心而遗其身的人。

【解读】

《淮南子·诠言训》引广成子之言，并论述了家与身，身与心，心与性，性与道的关系。说明唯有体道才能全性，全性才能修心，修心才能养身，养身才能治家。

通过广成子关于守内闭外、静神、正形的格言，强调守己养身的重要性。

《诠言训》的论述，实结合了儒、道之说。

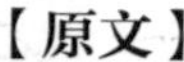

【原文】

遍知万物而不知人道[1]，不可谓智；遍爱群生[2]而不爱人类，不可谓仁。仁者爱其类也，智者不可惑也。

（《淮南子·主求训》）

【注释】

［1］人道：犹言人事。《周易·系辞下》："易之为书也，广大悉备，有天道焉，有人道焉，有地道焉。"

［2］群言：犹言众生，指一切生物。

【解读】

《淮南子》对"智"与"仁"作了解说，认为知者遍知万物和人道而不惑；仁者遍爱群生而爱人。特别指出："不爱人类，不可谓仁。"

【原文】

是故圣人内修其本，而不外饰其末，保其精神，偃[1]其智故[2]。漠然无为而无不为也，澹然无治也而无不治也。所谓无为者，不先物为[3]也；所谓无不为者，因物之所为。所谓无治者，不易自然也；所谓无不治者，因物之相然也。

（《淮南子·原道训》）

【注释】

［1］偃：停息。

［2］智故：智，聪明，智谋；故，巧伪。《淮南子·主术训》："上多故而下多诈。"高诱注："故，诈。"

［3］不先物为：《淮南子·诠言训》："圣人内藏，不为物先倡。"

【解读】

道家重视精神内修，不务外饰，反对智谋、巧诈。《淮南子·原道训》对其所提倡的“无为”“无不为”，“无治”“无不治”的精神实质作了精辟解析，即“不为物先”“因物所为”，“不易自然”“因物之相然”。意思是不以主观替代客观事物，根据客观事物行事；不违反自然之道，尊重客观事物间的相互关系。

古代医学家重视道家的“无为”思想，故《素问·阴阳应象大论》说：“是以圣人为无为之事，乐恬憺之能，从欲快志于虚无之守，故寿命无穷，与天地终，此圣人之治身也。”

【参阅】

《淮南子·修务训》：“若吾所谓‘无为’者，私志不得入公道，嗜欲不得枉正术，循理而举事，因资而立，权自然之势，而曲故不得容者，事成而身弗伐，功立而名弗有，非谓其感而不应，攻而不动者。若夫以火熯井，以淮灌山，此用己而背自然，故谓之‘有为’。”

【原文】

得道之士……内有一定之操[1]，而外能诎伸[2]卷舒，于物推移，故万举而不陷。所以贵圣人者，以其能龙变[3]也。此保身之道也。

（《淮南子·人间训》）

【注释】

[1] 操：操持。

[2] 诎伸：诎，通“屈”，屈曲。诎伸，即屈伸。

[3] 龙变：形容像龙一样，“与时变化”。

【解读】

懂得“保身之道”的人，内有一定的操持，而对于外界事物，则能随机应变，因而可避免失陷之咎。

其所谓“龙变”，就是像传说中的龙一样善于应变。《淮南子·俶真训》曾说：“是故至道无为，一龙一蛇，盈缩卷舒，与时变化。”又《淮南子·氾论训》云：“是故圣人者，能阴能阳，能弱能强，随时而动静，因资而立功，物动而知其反，事萌而察其变，化则为之象，运则为之应，是以终身行而无所困。”

【参阅】

《艺文类聚·祥瑞部·龙》：“《瑞应图》曰：黄龙者，四龙之长，四方之正色，神灵之精也。能巨细，能幽明，能短能长，乍存乍亡。”

【原文】

楚庄王[1]问詹何曰：“治国奈何？”对曰：“何明于治身，而不明于治国？”楚王曰：“寡人得立宗庙社稷，愿学所以守之。”詹何对曰：“臣未尝闻身治而国乱者也，未尝闻身乱而国治者也。故本任于身，不敢对以末。”楚王曰：“善。”故老子曰：“修之身，其德乃真也。”

（《淮南子·道应训》）

【注释】

［1］楚庄王：春秋时楚国君王（公元前613—前590年在位）。

【解读】

《老子》曰：“修之身，其德乃真。”说明离开自身而言修养，实非真修。人们说修德，多在于国家天下，却不知其本真在于自身。

《庄子》以为：道之真，以治身，其绪余以为国家，其土苴以治天下。其说本于《老子》。

孔子曰：修身、齐家、治国、平天下。其理实相同。

【参阅】

《淮南子·诠言训》：“詹何曰：‘未尝闻身治而国乱者也；未尝闻身乱而国治者也。’矩不正，不可以为方；规不正，不可以为员。身者，事之规矩也。未闻枉己而能正人者也。”

【原文】

何谓仁？仁者憯怛[1]爱人，谨翕[2]不争，好恶敦伦[3]，无伤恶之

心，无隐忌之志，无嫉妒之气，无感愁之欲，无险诐[4]之事，无辟违[5]之行，故其心舒，其志平，其气和，其欲节，其事易，其行道，故能平易和理而无争也。如此者谓之仁。

（《春秋繁露·必仁且知》）

【注释】

［1］憯怛：憯，同“惨”。憯怛，忧伤，伤痛。

［2］谨翕：谨，谨慎；翕，敛缩。

［3］敦伦：敦厚有伦。

［4］诐：偏颇，邪僻。

［5］辟违：同僻违。邪僻背理。《左传·昭公二十年》：“动作辟违，从欲厌私。”

【解读】

《春秋繁露》对“仁”进行了解说，分析了“仁者”为人情况，且认为仁者“其心舒，其志平，其气和，其欲节”，故平易和理而无争。孔子说“仁者寿”，正是这个缘故。

【原文】

为医以诎矣，又多求谢；为吏既多不良矣，又侵渔百姓。长吏厉[1]诸小吏，小吏厉诸百姓。故不患择之不熟，而患求之与得异也；不患其不足也，患其贪而无厌也……今大川江河饮巨海，巨海受之，而欲溪谷之让流潦，百官之廉，不可得也。夫欲影正者端其表[2]，欲下廉者先之身。故贪鄙在率[3]不在下，教训在政不在民也。

（《盐铁论·疾贪》）

【注释】

［1］厉：虐害。

［2］表：表帜。

［3］率：表率。

【解读】

医术拙劣而多求酬谢，与官吏的鱼肉百姓，同属“贪而无厌”。在贪鄙成风的情况下，《盐铁论》提出“欲影正者端其表，欲下廉者先之身”的要求，说明为民表率者负有绝对的责任。

【参阅】

《千金要方·大医精诚》：“医人不得恃己所长，专心经略财物。但作救苦之心，于冥运道中自感多福耳。”

【原文】

昔荀卿有言：夫仁也者爱人，爱人，故不忍危也；义也者聚人，聚人，故不忍乱也。

（《潜夫论·释难》）

【解读】

荀卿，即荀子。《荀子·议兵篇》：“彼仁者爱人，爱人，故恶人之害之也；义者循理，循理，故恶人之乱之也。”《潜夫论》乃述《荀子》之大意，反复强调儒家“仁者爱人”之旨。这对于医者而言更为切要。

【参阅】

《韩非子·解老》：“仁者，谓其中心欣然爱人也。其喜人之有福，而恶人之有祸也。生心之所不能已也，非求其报也。”

【原文】

《尧戒》曰：“战战栗栗，日慎一日，人莫蹪[1]于山，而蹪于垤[2]。”是故人皆轻小害、易微事以多悔。患至而后忧之，是犹病者已惓[3]而索良医也。

（《淮南子·人间训》）

【注释】

[1] 蹪（tuí）：踬，跌倒。

[2] 垤（dié）：小土埠。

[3] 惓：病危。

【解读】

“战战栗栗，日慎一日”诸语，相传为尧之训戒。其对后人的教训是深远的。《淮南子》引用之，其意也在于教人谨小慎微，防患于未然。

【参阅】

《潜夫论·慎微》：“是故君子战战栗栗，日慎一日。”

【原文】

夫积微成显，积著成体。圣人常慎其微也……思慎微眇，早防未萌，故能太平而传子孙。

且夫邪之与正，犹水与火不同原，不得并盛。正性胜，则遂重己不忍亏也……邪性胜，则忸忕[1]而不忍舍也……积恶习之所致也。夫积恶习非久，致死亡非一也。

夫圣贤卑革[2]，则登其福……荒淫于酒，沉湎无度，以弊其家。

（《潜夫论·慎微》）

【注释】

[1] 忸忕：忸，习惯。忕，动心于奸邪。

[2] 卑革：疑为“卑恭”之误。

【解读】

孔子曾说：“性相近也，习相远也。”（《论语·阳货》）但早在《尚书》还指出“性与习成”。故人的“正性”虽近，但被恶习所染，则变成了“邪性”。正、邪之性犹如水火，一胜则一负。凡正性胜者，可以保全自身；若邪胜于正，其结果难以设想。因而，《潜夫论》强调“慎微防萌”，不使“邪性”萌生。

【参阅】

《淮南子·人间训》：“圣人敬小慎微，动不失时。”

【原文】

子[1]列子曰：……莫如静，莫如虚。静也虚也，得其居[2]矣；取也与[3]也，失其所矣。

（《列子·天瑞》）

【注释】

［1］子：古称师长。如子列子、子墨子。

［2］居：处所。

［3］与：同“予”。

【解读】

虚静为道家的宗旨，故《列子》认为，凡“取与”之事都不合于无为之道。